AF385619

TRAITÉ

SUR LA

MANIERE D'ÉLEVER SAINEMENT

LES ENFANS.

TRAITÉ

SUR LA

MANIÈRE D'ÉLEVER SAINEMENT

LES ENFANS,

FONDÉ sur les principes de la médecine et de la physique,

ET destiné aux parens, particulièrement aux mères qui ont à cœur leur santé et celle de leurs enfans.

Par J. P. FRANK, Conseiller d'État de S. M. I. Professeur de Clinique à Vienne, etc. etc.

Traduit de l'allemand par MICHEL BŒHRER, Médecin.

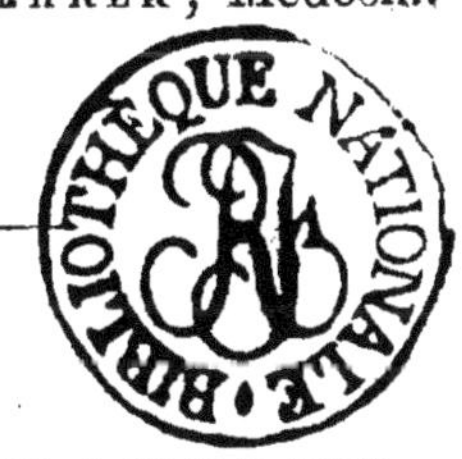

DE L'IMPRIMERIE DE CRAPELET.

A PARIS,

Chez {
Le TRADUCTEUR, rue du Colombier, faubourg S. Germain, n°. 1330 ;
FUCHS, Libraire, rue des Mathurins, n°. 334 ;
GABON, rue de l'Ecole de Médecine, n°. 33.

AN VII.

AVANT-PROPOS

DE L'ÉDITEUR.

Tout ce qui sort de la plume de FRANK, quel que soit l'ouvrage auquel ce grand homme ait pu prendre la moindre part, est depuis long-temps tellement le sujet des éloges, que la sévère renommée n'accorde qu'à un mérite transcendant, et l'opinion générale est tellement en sa faveur, qu'il seroit non-seulement super-flu, mais même inutile, de s'arrêter sur les louanges dues à ce petit *Traité*, dont l'importante utilité devient universelle.

J'entends cependant l'écho de l'envie qui siffle à mon oreille, que plusieurs ouvrages sur la même matière ont été publiés ; j'en conviens, et j'ajoute que non-seulement de nombreux ouvrages sur la même matière ont été publiés, même dans toutes les langues, mais qu'en même temps ils sont de très-peu de valeur, quoique très-volumineux.

Mais il s'agit maintenant d'éclaircir, s'il importe en général, qu'un sujet ait été considéré sous diverses faces, envisagé sous un autre point de vue, qu'il ait été tantôt plus ou moins clairement présenté, et tantôt destiné à telle ou telle classe de lecteurs uniquement, ou bien enfin pour le seul motif de la gloire d'être auteur; je pense que cela importe peu.

Mais aussi, celui qui ne s'en fait point accroire, et qui ne se dissimule pas combien il est difficile d'écrire ou de dire quelque chose de positif et de bien certain sur les maladies des enfans (nouveaux nés), celui qui sait combien encore l'art est borné pour ces cas-là, et que, très-souvent, plusieurs de ces maladies sont tout à fait hors du ressort de la médecine (je veux parler ici des maladies de l'ame, communiquées à l'enfant par

le lait d'une mère ou d'une nourrice de
mauvaises mœurs , et dans la guérison
desquelles l'art est payé d'ingratitude
dans tous les moyens qu'il déploie), celui
qui sait que la *séméiotique* , en ce qui
concerne les maladies des enfans , est si
incomplète et si insuffisante , que nous
sommes forcés de nous borner servile-
ment au secours de l'expérience et du
raisonnement, pour les traiter de manière à espérer du succès , que nous
sommes fort souvent exposés à tomber
dans l'erreur sur le genre de la maladie ,
même à occasionner un mal , en voulant
remédier à un autre , à augmenter les
progrès de l'un , en voulant corriger les
progrès de l'autre, peut-il ignorer qu'il
n'y a jamais d'effets indifférens sans suites , et qu'ainsi , l'usage des médicamens ,
à l'égard de toutes les maladies qui affli-
gent le corps humain , entraîne également des suites après lui ; combien de
fois , dirai-je , ne sommes-nous pas réduits , faute de séméiotique , à conjectu-

rer seulement la cause prochaine, après en avoir passé en revue une foule, parmi lesquelles une ou plusieurs pourroient être les causes réelles de la maladie, et combien de fois enfin, la nature elle-même, n'est-elle pas forcée d'étendre sa complaisance jusqu'à nous secourir dans ces maladies, après avoir vainement employé tous nos efforts, et de nous en indiquer clairement la source.

Celui qui a observé, d'après une première apparence (lorsque nous avons fait prendre des médicamens), le degré de nos espérances, de ces espérances qui s'élèvent tout-à-coup par leurs effets, et qui s'évanouissent de même, comment on est souvent trompé par l'astuce d'une mère, qui remplace un remède ordonné par un autre remède, ou qui le falsifie; celui-là, veux-je dire, pour qui toutes ces choses ne sont pas une nouveauté, ne s'étonnera plus, que, dans cet opuscule, comme dans tous les ouvrages qui traitent de la même matière,

(v)

nombre d'objets qui devroient y être cités, aient été passés sous silence.

Ainsi l'homme suit à peine les premiers rayons de son aurore sur ce vaste
théâtre, que sa destinée veut qu'il ait
à combattre divers obstacles, à supporter des peines, des tourmens, des douleurs aiguës, des maladies, à luter contre
des vices, ou à mourir avant d'avoir pris
place sur ce théâtre, sans avoir même
respiré l'air vital.

Un enfant à terme, sur le point de
voir la lumière, jouet des contractions
les plus violentes de la matrice dans
laquelle il est impitoyablement balotté,
n'en franchit les limites qu'à force d'efforts, ou il meurt, ou bien il prive la
mère de la vie.

Un enfant venu parfaitement à terme,
et faisant déjà nombre parmi les vivans,
se trouve tout-à-coup violemment attaqué par la cuisante sensation du froid,
et par l'impétuosité du torrent d'air qui
s'empare de ses poumons délicats ; il se

lamente.... il pleure.... il jette des cris,
bref, il semble déjà être fatigué et dé-
goûté de la vie qui commence pour lui, il
semble enfin, qu'il entre dans ses desirs
d'abandonner ce séjour misérable : il
cherche en sanglotant la source du lait,
et ne la trouve point ; il met en action
toutes ses forces et toute son impatience ;
il redouble les tentatives pour satisfaire
son attente, et toujours trompé dans son
espoir, il quitte les tetons en colère.

Quel affreux cortége ne traîne-t-il
pas à sa suite ! un corps couvert de
crasse, de gluten, et de mal-propre-
tés, la bouche parsemée d'aphtes, les
intestins tourmentés par les tranchées
qu'y occasionne l'aigreur du lait, le dévoiement, les convulsions, l'épilepsie,
une dentition difficile, le rachitis, le
marasme, la consomption enfin, et la
phthisie, et après d'autres adversités in-
nombrables, la mort : tel est cependant
le cortége de l'homme naissant ! tel est
le commencement déplorable de vie, que

sa destinée lui accorde au début de sa carrière !

A ce monstrueux et hideux cortége, vient se joindre un autre essaim de maux, peut-être encore plus perfide ; l'ignorance des sages-femmes, l'insouciance et l'extrême pauvreté des mères, la méchanceté et le défaut de tendresse des nourrices, le mauvais traitement, et l'art insensé de guérir employé par ces vieilles femmes, dont toute la science consiste dans ce qu'elles ignorent, et qui prétendent néanmoins tout savoir (circonstance malheureusement trop fréquente); la dureté inflexible des pères, les peines et les tourmens que suscitent les médicamens des médecins, les tentatives toujours douloureuses des chirurgiens pour remettre en leur place les membres déplacés, pour rajuster les parties mutilées, enfin, le recours en dernier ressort au fer et au feu !

Combien ne doit-on pas être étonné, qu'un petit être pourvu d'une fibre et d'une constitution si délicates, soit capable de supporter un nombre si prodigieux de grandes souffrances et d'accidens aussi extraordinaires, qui le menacent à chaque minute intérieurement et extérieurement de sa destruction !

Pour peu que l'on médite sur des vérités aussi cruelles, ne doit-on pas sentir que le sort des enfans est digne de la plus grande et de la plus tendre compassion, et s'ils ont le malheur d'être abandonnés à des mains étrangères, non-seulement ils sont entièrement négligés, mais ils ont pour perspective une mort prématurée ; ou si une fin précoce ne devient pas absolument leur partage, là manière dont ils sont soignés, ne promet à leur ame et à leur corps, en partie estropié, qu'un déluge de souffrances à supporter pendant toute la durée de leur vie.

Il n'est, ni moins étonnant, ni moins déplorable, que les hommes de l'art observent un silence aussi profond sur les maladies auxquelles les enfans sont exposés à cet âge si tendre et si susceptible d'irritation, qu'ils ne considèrent que superficiellement ces maladies, et que sans les approfondir et sans en donner l'histoire exacte, ils en décident très-légèrement, tandis que cette partie de l'art est la plus épineuse et la plus difficile, et qu'elle est bien faite pour provoquer les recherches les plus sérieuses et les plus scrupuleuses de ceux qui se dévouent à consoler l'humanité souffrante, et qu'il importe infiniment à l'état, que l'homme pourvu, aussi-tôt qu'il est exposé aux rayons vivifians du soleil, des droits de l'homme et de citoyen, participe, autant qu'il est possible, au partage des actes humains.

Il est humiliant pour l'art, que tant d'enfans, victimes de notre méprisable apathie et de notre insouciance sur les recherches, augmentent annuellement la liste des morts, et que ces derniers deviennent le cachet de notre négligente et pitoyable méthode curative , parce que tous les moyens sans nombre que nous offre l'art sont défectueux, incertains, et purement empyriques.

Dans cette foule immense de formulaires brillans (vraie pharmacie de la vie et de la mort) qui ont été corrigés çà et là, augmentés et enrichis de termes nouveaux, combien peu y a-t-on trouvé de formules bonnes et applicables à l'état de ces petits malades !

Nos médecins ne se couvriroient-ils pas en effet d'une gloire immortelle, en se dévouant avec un zèle digne de l'entreprise à la recherche de la nature, de l'origine, des causes et des dangers de ces maladies ? Ah ! quels biens précieux ne procureroient-ils pas à l'humanité, en traçant sur la base scientifique de leurs découvertes, une route de guérison solide et certaine ! route que les élèves et même ces hommes d'ailleurs consommés dans l'art, suivroient avec sécurité et confiance, en y puisant encore de nouvelles découvertes : car, il faut bien le répéter encore, ne sommes-nous pas réduits à conjecturer presque tous les signes *pathognomoniques*, les causes et les effets de ces maladies, sans pouvoir les fixer, ni les déterminer avec certitude ?

C'est cependant à ce délaissement, si blâmable de la recherche des premiers principes conservateurs de l'espèce humaine, de la part de nos médecins, qu'il faut uniquement attribuer la grande et déplorable mortalité des enfans. Qu'ils sont à plaindre en effet, ces petits êtres malheureux, que des sentimens plus marqués de compassion et de sensibilité, ne s'élèvent pas du fond des cœurs d'un accord et d'un empressement unanime en leur faveur ! Eh ! combien d'enfans nouveaux nés poursuivroient sainement leur carrière, s'ils n'étoient pas aussi affreusement négligés, si nos médecins enfin, plus parfaitement et bien plus sincèrement animés du desir de servir essentiellement l'espèce humaine , atta-choient sérieusement leurs peines et leurs soins à cultiver un champ resté trop long-temps en friche.

Il est bien vrai que ce défrichement présente (comme nous l'avons déjà ob-servé) des difficultés et des obstacles considérables , et presqu'insurmonta-bles, et nous convenons en même temps, que pour les écarter, on seroit forcé de commencer *ab ovo* : car on ne pourroit se dispenser de montrer combien la na-ture et la structure de l'enfant (nouveau né), diffèrent de la nature et de la struc-ture de l'adulte, et comment naissent les causes très-différentes entr'elles. Il fau-droit nécessairement développer et dé-terminer le genre et l'espèce de maladie , et faire un choix tout à fait particulier et absolument convenable du côté de l'ad-ministration, comme du côté de l'ordon-nance des médicamens. Pour y parvenir, il seroit donc principalement essentiel de bien connoître et la nature et la structure de l'enfant ; il faudroit considérer les changemens qui ont lieu insensiblement, et par degrés, après sa naissance ; comparer le fœtus à l'enfant nouveau né, et ce dernier à l'homme adulte. Quant aux causes, il faudroit nécessairement passer en revue, premièrement, les fautes et les vices des parens, et déterminer, d'une manière positive, la part réciproque que peuvent avoir le père et la mère à la génération de l'enfant ; il paroît certain d'ailleurs, ou du moins presque décidé, que les maladies et les vices dont la mère est affectée, se communiquent beaucoup plus facilement à l'enfant, que les maladies et les vices auxquels le père peut être sujet, et ce problême devient facile à résoudre, quand on réfléchit sur la première origine, sur la nourriture et sur l'accroissement de l'enfant.

On seroit obligé, secondement, de mettre en considération les fautes que la

mère a commises pendant la durée de sa
grossesse ; soit par l'effet des imprudences , soit par l'effet des passions ; on
compte parmi ces dernières , la frayeur,
la colère , le chagrin , la tristesse et la
volupté, ainsi que la boisson ; et celles-ci,
sur-tout , exigeroient l'attention tout à
fait particulière de l'art.

Il faudroit , troisièmement, connoître
les fautes commises pendant les travaux
de l'accouchement par les sages-femmes;
puisque ces fautes , fruit de l'ineptie la
plus grossière , apportent le plus grand
préjudice sur l'état présent et sur l'état
futur des enfans.

Quatrièmement , les causes qui peuvent dépendre de l'alaitement , ne devroient pas être perdues de vue , et il
faudroit donc les rechercher avec d'autant plus de soin ; car les accidens fâcheux
et sinistres qui rejaillissent sur les enfans
par l'aliment immodéré de la bouillie ,
sont incalculables , comme de la mau-

vaise manière de les emmaillotter et de les bercer.

Ah ! combien sont dangereux aussi et menaçans ces artifices pervers, employés par certaines bonnes, qui, pour calmer un enfant, lui chatouillent les parties génitales, et préparent de cette manière, dès la plus tendre jeunesse, le penchant à la volupté, ou qui, pour les endormir, lui donnent de l'opium, ou bien d'autres stupéfians semblables !

Quant à ce qui regarde le *diagnostic* de la maladie, les enfans de l'âge dont il s'agit, ne pouvant point encore s'exprimer par la parole, on seroit obligé de le tirer en partie des accidens qui surviennent, et en partie des causes déjà connues.

En ce qui concerne enfin l'usage des médicamens, on agiroit sagement et pour le mieux de n'en point donner du tout aux enfans, mais plutôt à la mère ou à la nourrice, de cette manière l'en-

fant ne seroit pas si souvent troublé dans
son sommeil, pas tant excité à la colère ;
et à l'égard de l'usage des autres médicamens, on éviteroit plus facilement le
trop, ou le trop peu.

TRAITÉ

SUR LA

MANIÈRE D'ÉLEVER SAINEMENT

LES ENFANS.

§. Ier.

ON appelle *âge* une certaine période de la vie : la première période commence dès l'instant où nous naissons, et elle devient le principe d'une existence bien différente de celle dont nous jouissons dans le sein maternel; ainsi dans le sens rigoureux du mot *enfance*, on entend cette période de la vie, à laquelle nous ne pouvons rendre nos pensées par la parole, quoique nous ayons les organes de la voix très-bien conformés et développés en proportion de notre âge.

Le mot *enfance*, suivant sa signification usitée, s'étend jusqu'à l'âge de sept ans, et les sept années suivantes, sont celles de l'*adolescence* : or, l'âge de l'enfance étant plus sujet et plus exposé à la mort, soit par la foi-

* A

blesse et par la délicatesse des organes, soit par l'impossibilité d'opposer la résistance aux causes morbifiques, notre sollicitude s'étendra donc particulièrement sur cet âge.

Haller (1) a observé que le tiers des hommes meurt dans la jeunesse, et *Graunt* (2), ainsi que d'autres, ont prouvé par un calcul exact, que sur cent nouveaux nés, plus de trente mouroient immédiatement après leur naissance : *Wargentin* (3), d'après ses recherches sur le calcul opéré à cet égard dans plusieurs endroits, pose comme règle presque certaine, qu'un quart des nouveaux nés, meurt dans la première année ; que le second quart, meurt de l'âge d'un an jusqu'à celui de vingt-quatre, et que le troisième quart, vit jusqu'à l'âge de soixante ans. On remarque, d'après les extraits *physico-économiques* (4), que dans les premières années, il meurt plus d'un tiers des

---

(1) V. *Comment. de Boerhaave*, tom. III, §. ccccxvi, pag. 630.

(2) *Voyez* les observations sur les extraits mortuaires de la ville de *Londres*.

(3) Voyez *Act. Ac. Suec. et comment. de rebus in scient. et med. gest.* vol. VI, pag. 202.

(4) *Voyez* le second vol. pag. 305, et le quatrième, pag. 653.

(3)

enfans nouveaux nés ; ainsi l'homme ne par-
vient à un âge avancé, qu'avec des pas bien
chancelans.

§. I I.

L'entrée de l'enfant dans ce monde est rapide, mais son sort est sujet à d'autant plus de
dangers et de difficultés ; et la plupart des
enfans, qui n'ont jamais, ou qui ont à peine
respiré un air libre une seule fois, périssent ou
aux dépens de la nature (1), ou par l'impéritie
d'une sage-femme, et leur existence dispa-
roissant avec le peu d'air qu'ils avoient res-

---

(1) Ces mots, *aux dépens de la nature*, seront peut-
être difficilement entendus, non point par les hommes
de l'art, qui sentent parfaitement que l'ouvrier habile
doit étrangement souffrir, lorsqu'il voit un chef-d'œuvre
prêt à sortir de ses mains pour ainsi dire plein de vie,
se briser tout-à-coup ou par quelque défaut caché dans
l'ouvrage même, ou par la brusque mal-adresse d'un
ouvrier : il suffit donc pour parer à toute censure, ou
au défaut de conception de la part de ceux qui ne voudroient point prendre la peine de chercher la vraie
définition de ces mots *aux dépens de la nature*, de dire
que l'on n'a pas voulu s'écarter du texte.

(*Note du traducteur.*)

piré , tout l'espoir de leurs parens et celui de la patrie disparoissent également.

> Ah ! quàm simul rapiuntur in discrimina !
> Moritur, priusquam vagiit puer ,
> A matre anhela vix rubens , atque interit.
> Vitamque linquit, ante qui nec vixerat (1).

§. III.

Il est vrai qu'un grand nombre de ces en-fans, est sauvé par la vigilance, par l'adresse et par l'habileté de l'accoucheur, qui conserve avec peu de peine et l'enfant et la mère à la vie, gages précieux qu'il rend au père comme à l'état. Mais dans quelle déplorable situation se trouvent encore aujourd'hui quelques pays, dans lesquels (comme s'en plaignoit *Deven-ter* (2) de son temps) de vieilles femmes en-treprennent à vil prix, et sans avoir la moindre notion solide de l'art qu'elles veulent prati-quer, cette tâche difficile et délicate, et qui, sans avoir égard au danger imminent, met-

---

(1) On peut consulter *Flud* sur l'éloge que *Gilde* a fait de l'ouvrage de *Devender*. (*Nov. lum. obst.*)
(2) Voyez *Nov. lum. obst. cap.* I , §. I.

tent la vie d'un grand nombre de femmes à
la dernière extrémité : il faut bien ajouter à
ce fléau, cette pudeur déplacée de la plupart
des femmes, qui, faute d'une sage-femme capable d'exercer son art, hésitent de se confier
aux mains d'un homme habile et expéri-
menté : quelle perte cette ignorance d'une
part, et cette fausse vertu de l'autre, ne doi-
vent-elles pas causer sur les enfans, sur les
mères et sur l'état !

§. I V.

Que l'on admette, si l'on veut, que l'enfant, par une position très-favorable ou par
un hasard heureux, ait échappé à la prétendue pudeur de la mère, qu'il vienne au monde
en sanglotant, comme s'il gémissoit, pour
ainsi dire, sur le sort malheureux qui l'attend
dans cette atmosphère, dont il doit, pour la
première fois, respirer l'air vital ; à quels dangers n'est-il pas dès-lors exposé de la part des
variations de cet air, de sa pression, et de ses
différens degrés de froid et de chaleur ?

Il arrive très-souvent, et malheureusement,
la triste expérience ne le confirme que trop,
que les enfans viennent au monde extrême-

ment foibles, soit par l'effet même de la nature, soit par les suites de tentatives violentes exercées dans les accouchemens précédens, et peut-être aussi, par la suppression de la respiration, occasionnée par une cause quelconque ; ces enfans, dis-je, deviennent les victimes de l'ignorance, et fort souvent ils sont enterrés pour morts (1).

Heister (2) et *Rœderer* (3) citent l'exemple d'un enfant rappelé à la vie par divers moyens : on a même des observations très-remarquables sur des enfans enterrés, et rendus sans aucuns secours à la vie (4). Quoique

---

(1) *Fabrice* de *Hilden*, parle de la cause de cette foiblesse, relativement à un enfant mort faute des soins nécessaires de la sage-femme. Voyez *Med. respons.* tom. 11, chap. 1.

(2) *Voyez* son ouvrage, *De mirab. part. fœtus in somno mortui profundo.*

(3) *Voyez* son ouvrage, *Opusc. med.* pag. 305 ; et pour plus d'instruction, ou peut voir *Bruhier* dans son recueil des signes incertains de la mort, pag. 639 et 640.

(4) *Voyez* le tom. xix du *Magasin de Hambourg*, pag. 311 ; ainsi que Bohn, *de renunt. vulner.* p. 178, 179, où il prouve que des épreuves faites sur les poumons sont trompeuses. Et Ludwig, *Med. forens.* p. 98.

des événemens aussi funestes arrivent notam--
ment à la suite d'un accouchement laborieux,
d'un épuisement de forces, d'une trop grande
détente de nerfs, où le cœur ne bat plus, ou
si foiblement, qu'il est à peine possible de s'en
appercevoir, où il exige le secours de l'air, si
toutefois les vaisseaux particuliers sanguins
laissent encore accès à son passage, pour que
cette foible source de fluide vital entretienne
pendant quelque temps la vie (1), il est cependant encore d'autres causes qui empêchent de
respirer pour la première fois l'air vital ; telle
par exemple que celle d'une trop grande accumulation d'une matière visqueuse à la bouche,
dans le larynx et dans la trachée-artère, et
quelquefois même, comme l'observe *Kaaw* (2),
dans les poumons.

---

(1) *Haller* a vu de jeunes chiens tirés (par l'opéra-
tion césarienne), vivre l'espace de plusieurs minutes
sans respirer. Voyez *Element. physiolog.* tom. III,
pag. 225. De semblables essais faits par *Buffon* sur des
chiens nouveaux nés, sont cités par *Brouzet* dans son
liv. de l'*Educat. med. des enfans* (édition allemande),
pag. 56.

(2) *Voyez* son livre *de perspir.* §. CLVI. *Brouzet*, dans
son livre de l'*Educat.* compare (*voyez* pag. 59) cette

Rœderer (1) attribue cette difficulté de res--
pirer aux eaux de l'amnios, qui occasionnent la suffocation en s'introduisant par les
cavités toujours ouvertes, et désignées ci-
dessus, et en s'y épaississant.

Il y a encore d'autres causes qui peuvent
produire cet effet, et *Rœderer* observe (2) que
la respiration peut être arrêtée, lorsque le
voile du palais vient à s'appliquer contre les
parties osseuses qui forment la voûte pala-
tine, et que la partie supérieure de la langue,
en s'élevant, s'applique également contre cette
voûte.

Haller a déjà avancé qu'on devoit compter
parmi ces causes la figure courbe du *fœtus*,
et particulièrement celle de son col sur sa poitrine (3), et il croit qu'il doit suffire pour
faciliter la respiration de redresser le corps du
fœtus. On voit d'après cela, avec combien de
précautions et de circonspection on doit user
du moyen, et se méfier des conseils impérieux

---

viscosité au meconium, et croit qu'elle sert à la formation des cerceaux cartilagineux de la trachée-artère.

(1) Voyez *Opuscul. med.* pag. 315, 319 et 322.
(2) *Voyez* l'ouvrage déjà cité, pag. 316.
(3) Voyez *Element. physiolog.* tom. III, pag. 225.

des bonnes femmes, pour sauver la vie à l'enfant extrêmement foible et prêt à expirer : pour y parvenir, on se sert de stimulans de différentes espèces, par le secours desquels on excite une plus grande action des nerfs et des muscles qui servent à la dilatation de la poitrine, et on favorise en même temps l'entrée de l'air dans les poumons vides et affaissés : dans cette vue, on fait frotter la plante des pieds et tout le corps de l'enfant, principalement l'épine du dos ; on lui chatouille le nez avec la barbe d'une plume ; on ôte la matière visqueuse de la bouche (1) ; on introduit ou le doigt ou une plume à l'entrée du gosier, pour exciter un vomissement par l'irritation. On souffle de la fumée de tabac dans la bouche ou dans le rectum : on fait tomber goutte à goutte une boisson tiède dans la bouche de l'enfant, moyen que *Rœderer* (2) préfère à

---

(1) C'est ce qu'on doit faire aussi-tôt que l'enfant est né, car *Lœseke*, dans son traité de *Therap. special.* tom. IV, pag. 182, dit que, si on néglige ce moyen, les enfans meurent le troisième ou quatrième jour avec le râle le plus violent.

(2) *Voyez* son ouvrage (de *Rœderer*) déjà cité, pag. 308.

tous les autres. On fait comprimer le bas-
ventre, pour procurer par les mouvemens du
diaphragme des secousses dans les poumons ;
la succion des mamelons a souvent produit
de bons effets, et cela est confirmé par de nom-
breuses observations (1) : par cette succion,
les mamelons qui sont pourvus d'un très-grand
nombre de filets nerveux, s'irritent et met-
tent par conséquent les muscles intercostaux
en action, et par-là les muscles de la poitrine
sont excités à leurs fonctions ; il faut de plus,
dans un cas pareil, faire attention de ne point
couper le cordon ombilical, car on détruiroit
par cette section la communication et l'afflux du sang de la mère, outre qu'on priveroit
immanquablement l'enfant, incapable d'ailleurs de respirer par ses propres forces, du
peu de vie qui lui reste encore, qui dépend
uniquement de la mère, et qui n'est entretenu
que par le placenta. D'après le précepte de
Van-Swieten (2), il ne faut couper ni lier le
cordon ombilical, et selon celui de *Smellie* (3),

----

(1) Voyez *Ephemerid. Nat. Curios. Decad.* 2, ann. 5,
obs. 131, *ann.* 7, obs. 67, *ann.* 6, obs. 69.

(2) *Voyez* son ouvrage cité plus haut, tom. iv, p. 647.

(3) *Voyez* son ouvrage sur l'art de l'accouchement,

(11)

on fomentera dans cette vue le placenta avec
de l'eau tiède ou du vin, afin de favoriser son
expulsion, si les contractions de la matrice ne
l'avoient pas encore opérée : supposé que la
face ne soit point gonflée ni bleuâtre, qu'il
n'y ait pas d'autres marques qui annoncent
une accumulation de sang dans la poitrine ou
dans la tête, ce qu'on juge facilement d'après
la violence exercée dans l'accouchement, ou
des efforts inutiles de l'enfant pour respirer ;
dans ce cas là, pour débarrasser la poitrine
de la trop grande abondance de sang, on tirera
avec beaucoup de succès, d'après le conseil
de *Van-Swieten* (1), quelques onces de sang
par la section du cordon, mais sans ligature:
Rœderer (2), de même que *Smellie* (3), se
servoient de ce moyen pour prévenir les convulsions.

On sentira d'après tout ce qui vient d'être
dit, combien on doit user de circonspection
devant les tribunaux, lorsqu'il s'agit d'un

---

tom. 1, pag. 241, 242, et *Comment. de reb. in scient.*
nat. et med. gest. tom. v, pag. 440 et 441.

(1) *Voyez* son ouvrage déjà cité.

(2) *Voyez* son ouvrage déjà cité, pag. 306.

(3) *Voyez* son ouvrage cité, tom. II, pag. 396.

infanticide ou de constater la vie ou la mort de l'enfant, par l'épreuve de l'immersion des poumons dans l'eau.

§. V.

La vie de l'enfant qui vient de naître exige des soins très-variés, et toutes les parties du corps de cet enfant exigent de même une inspection très-scrupuleuse, pour s'assurer de leur bonne ou de leur mauvaise conformation. C'est principalement la tête qu'il faut bien examiner ; car la nature l'a pourvue d'os, qui, jusqu'alors, sont très-mobiles, et ne s'unissent que par des membranes très-lâches, afin qu'ils puissent mieux se prêter dans le passage du bassin à la figure ovalaire, et que par-là, les contractions de la matrice l'expulsent plus facilement ; c'est par cette raison que quand la réunion des sutures des os du crâne est déjà bien avancée, l'accouchement devient difficile, et cette difficulté devient insurmontable, quand au premier obstacle se joint encore celui d'un bassin fort étroit (1).

----

(1) Voyez *Smellie*, tom. I, chap. III, la traduction de *Levret*, par *Walbaum*, pag. 300, *Hebenstreit de capitonibus*, §. III.

Le crâne ainsi prêté, et ayant, pour ainsi dire, acquis la forme du pain de sucre, reprend ensuite sa forme naturelle d'après les soins et les prévoyances de la nature, et d'après les cris mêmes de l'enfant, qui occasionnent un tel refoulement de sang dans les vaisséaux de la tête, que les os du crâne en sont écartés (1); mais dans un cas encore plus fâcheux, il arrive quelquefois que les os pariétaux (2) chevauchent l'un sur l'autre, ou même sur l'os frontal, ou occipital ; cet accident est presque toujours accompagné de contusions violentes, de déchiremens de fibres et des vaisseaux, et enfin de la compression du cerveau ; il résulte nécessairement de cette complication de maux un épanchement de sang dans le tissu cellulaire, ou bien sous la dure-mère, une inflammation, un gonflement considérable, le danger imminent de la vie, et même la mort (3).

(1) Voyez *Smellie*, tom. 1, pag. 475, et *Ruysch, adv. anat. dec.* 2, pag. 41.

(2) C'est ce qu'enseignent très-bien les planches de *Smellie*, et *Rœderer* (pag. 332) remarque que les pariétaux chevauchent sur l'occipital et sur le frontal, toutes les fois que dans l'accouchement le crâne est comprimé en une figure ovalaire.

(3) Voyez *Monroo, Osteologia*, pag. 112.

Rœderer (1) a prouvé et constaté tous ces accidens par l'inspection des cadavres.

Lorsqu'il s'agit d'un accident moins grave, que l'enfant est bien portant et assez fort, il suffit, pour faire reprendre au crâne sa forme naturelle, d'exercer sur ce crâne des compressions douces avec la main (2); mais cette main doit agir avec bien de la prudence et avec modération (3), car pour peu que les compressions fussent trop fortes, elles donneroient lieu à une imbécillité future, malheur commun à des nations entières, qui, en voulant donner à la tête du nouveau né une certaine forme, provoquent les effets de la foiblesse de l'entendement et l'imbécillité, et c'est ce que *Ballexerde* (4) observe très-bien.

Lorsque la compression du cerveau est plus forte, *Smellie* (5) conseille de tirer quelques

---

(1) *Voyez* l'ouvrage ci-dessus, pag. 322, 327, ainsi que les annonces de *Gœttingen* de l'an 1760, pag. 6.

(2) Voyez *Smellie*, tom. 11, pag. 392.

(3) *Voyez* le tom. 111 de l'ouvrage de *Van-Swieten*, pag. 330.

(4) *Voyez* la discussion sur l'éducation physique des enfans, pag. 14.

(5) *Voyez* l'endroit cité.

onces de sang par la section du cordon ombilical, de nettoyer les premières voies par des lavemens et par des purgatifs, de poser un petit vésicatoire entre les épaules, et d'employer encore d'autres moyens, par lesquels on débarrasse le cerveau de la trop grande affluence de sang.

Dans le cas des convulsions, on tire aussi quelques onces de sang de la veine jugulaire ; mais aussi dans le diagnostic du gonflement de la tête de l'enfant, il faut être très-circonspect, afin de ne pas le confondre avec un autre gonflement qui tire sa source et dépend de toute autre cause, et pour ne pas déterminer un traitement contraire à cette cause, et en même temps nuisible à l'enfant. Le gonflement qui provient de l'écartement des sutures, indique un accouchement avant terme, ou une accumulation de la lymphe dans l'intérieur du crâne, et une hydrocéphale qui en est la suite (1).

Une partie du cerveau se trouve quelquefois comprise dans ce gonflement ; elle se montre au-dehors, soit parce que les os n'ont pas encore reçu une certaine consistance en quelques

---

(1) *Voyez* l'ouvrage de *Van-Swieten*, tom. IV, p. 649.

endroits, soit parce que les intervalles ou écartemens ne présentent pas assez de résistance, ce que *Corvinus* (1) a prouvé par l'inspection des cadavres, et par le recueil d'observations d'autres hommes célèbres.

§. V I.

Les premiers soins à donner à l'enfant qui reçoit le jour, consistent d'abord à lier le cordon ombilical, à débarrasser ensuite son corps de la crasse gluante et visqueuse qui enduit toute sa surface, et qui s'est formée des eaux de l'amnios, dans lesquelles l'enfant étoit plongé : on prévient par-là un grand nombre de maladies cutanées, qui naissent de l'obstruction des vaisseaux exhalans, et des glandes cutanées.

On employoit autrefois dans le même cas, les bains, et cette méthode se suit même encore aujourd'hui ; du moins à présent, on lave le corps de l'enfant avec de l'eau et du vin. Quant à l'usage des anciens Germains, qui portoient leurs enfans au sortir de la ma-

______

(1) Voyez *Dissertatio de hernia cerebri*, dans l'ouvrage de HALLER, *Disput. Chirurg.* pag. 336.

trice, et par conséquent tout chauds au fleuve le plus voisin , pour faire l'épreuve des forces de leurs successeurs, et pour donner de la vigueur à leur corps. Il est bon d'observer que cet usage est aussi peu à imiter que celui de *Galien* (1), qui, en rejetant ce dernier, en propose un autre qui n'est pas plus sage , et qui consiste à faire une aspersion de sel commun (*muriate de soude*), sur le corps de l'enfant , soit pour mieux détremper et mieux détacher les viscosités, soit pour rendre les fibres de la peau plus fermes et plus solides (2) ; ce qu'il y a de certain, c'est que la peau si délicate de l'enfant ne supporte ni l'une ni l'autre de ces méthodes ; car on peut comparer la délicatesse de la peau dans ce moment - là à celle de la rose, et la nature qui ne supporte pas impunément de ces changemens subits, a elle-même horreur de semblables effets d'irritation ; et combien plus dangereux encore doit être pour l'enfant, le passage rapide de la douce chaleur animale dans un air sec et froid (3).

------

(1) *Voyez* son livre de *Sanit. tuend.* lib. I , cap. X.

(2) *Voyez* l'ouvrage qui précède , cap. VII.

(3) C'est à quoi *Brouzet*, dans son livre cité plus

On ne peut pas, à la vérité, désavouer que
le bain froid prolongé dans lequel on a quelquefois plongé les nouveaux nés, n'ait été fort
souvent jugé innocent; c'est ce que *Kruger* (1)
et autres ont attesté : la force et la vigueur de
tous les peuples du nord l'attestent encore.
On sera cependant contraint de convenir que
la fibre molle et délicate de nos enfans ren-
fermés encore dans le sein de la mère, et qui
diffère autant de la force des Nègres et des
Lapons, que diffère celle des parens, supporte
mieux, sans contredit, un bain tiède (pour
ne pas dire chand), qu'un bain froid, et que
par un froid trop grand, on pourroit bien
éteindre la foible étincelle de vie qui leur reste
encore, puisque c'est particulièrement sur les
nerfs que le froid agit plus vivement, et que
ces derniers sont, d'après l'aveu même d'*Hip-
pocrate*, en partie très-irritables, et en partie
très-nombreux relativement au reste du corps,
et d'une influence considérable (2). Le froid

---

haut, p. 48, attribue la couleur rouge, et pour ainsi dire,
inflammatoire de la peau, et la regarde comme signe d'une
petite fièvre qui se termine par la sortie du meconium.

(1) *Voyez* son ouvrage de l'Education des Enfans,
pag. 25.

(2) *Voyez* HALLER, *Element. physiolog.* t. IV, p. 198.

mine et suffoque la machine caduque, du moment qu'il a resserré les vaisseaux, suspendu l'action du cœur , et qu'il a rendu impossibles l'expulsion et la distribution du sang.

L'aspersion de l'eau froide dans le baptême, d'après la même conséquenc, et d'après l'exemple rapporté par *Mauriceau* (1), a eu des suites mortelles , par la raison que la structure trop délicate des os du crâne, qui ne sont pas encore bien joints ensemble, mais qui se trouvent écartés en cet endroit qu'on nomme *fontanelle* , ne résistent pas suffisamment à l'impression du froid. On remarque dans les mélanges intitulés *Curiosités de la nature* (2), qu'après avoir plongé les membres d'un enfant nouveau né dans l'eau froide , cette immersion a été suivie d'une jaunisse, et enfin de la mort. C'est d'après un même fondement, que *Ballexerde* (3) désapprouve les bains froids, et même l'eau froide

***

(1) *Voyez* son ouvrage , chap. v , obs. 422. *Brouzet* rapporte une observation semblable d'*Alberti*, dans son ouvrage, pag. 64.

(2) *Voyez* la 86e observation de la 3e centaine de la 1re année.

(3) *Voyez* son ouvrage déjà cité , pag. 14.

dans le baptême; il veut que l'on commence par laver les enfans avec du vin tiède, au lieu de se servir de l'eau froide. *Van-Swieten* (1) recommande l'eau modérément tiède, mêlée d'un peu de savon ou de vin.

Si l'on considère la propriété extrêmement relâchante de la chaleur, et principalement d'une chaleur humide, qui produit toujours de la foiblesse, comme elle diminue la résistance des parties (2), il s'ensuit nécessairement, que par l'usage continué des bains chauds, les fibres de la peau, ainsi que les forces de tout le corps, doivent subir un affoiblissement extrême, et que du relâchement plus grand des vaisseaux cutanés, il résulte un désordre dans la transpiration, fonction essentielle de la santé, et qui, comme toute autre sécrétion, s'opère constamment dans le rapport de l'action, ou force active des vaisseaux; et ce même désordre produit un trouble universel dans l'économie animale : de-là une humeur âcre, mêlée avec la matière grasse des glandes sébacées s'accumule et produit les maladies

---

(1) *Voyez* le tom. iv de son ouvrage cité, pag. 648.

(2) *Voyez* les Essais de *Robinson*, et les Elémens physiologiques de *Haller*, tom. v, pag. 36.

cutanées les plus opiniâtres et les plus fâcheuses. Dès-lors, comme toutes ces maladies doivent leur origine au relâchement des fibres, il faut bien, à la vérité, avoir recours, mais peu à peu, aux bains froids, et faire usage d'une eau de source, pour fortifier les fibres de la peau, ce qui fait que les vaisseaux cutanés exécutent avec plus de force leurs fonctions, que la transpiration se fait plus librement et sans être troublée par le moindre changement.

Tissot (1) remarque que par l'usage de l'eau froide, on prévient le rachitis, les obstructions, les maladies cutanées et les convulsions si ordinaires dans l'enfant. Il n'hésite même pas de croire que si cette méthode étoit généralement adoptée, on pourroit arrêter, ou du moins diminuer infiniment la mortalité des enfans. *Mackenzie* (2) fortifie le raisonnement de *Tissot*, en disant que par ce moyen on augmente la force, la vivacité gaillarde et la chaleur des enfans, et qu'il peut prévenir la disposition à la hernie, à la toux et aux scrophules.

---

(1) Voyez son *Avis au peuple*, §. cccxl.
(2) *Voyez* son histoire de la santé, pag. 166.

Floyer rapporte que le rachitis avoit été inconnu chez les Anglais, aussi long-temps qu'ils avoient généralement suivi la méthode de l'immersion dans l'eau froide , et qu'il ne s'étoit manifesté que depuis qu'ils l'avoient abandonnée (1).

Huxham (2) attribue aux grands effets des bains froids, la guérison du rachitis sur le plus grand nombre, et *Furstenau* (3) assure que, par l'usage actuel de ces bains, les Indiens rendent leurs enfans si robustes, qu'on ne voit parmi eux ni borgnes, ni estropiés, ni pieds-noués.

On s'apperçoit très-aisément de cette qualité fortifiante de l'eau froide, lorsqu'on l'emploie dans les excoriations de la peau , ou bien dans les abcès cutanés et chroniques, qui, d'après l'expérience journalière, guérissent bien mieux par l'eau (froide) de pluie ou tirée d'un puits (4); car lorsque les vaisseaux cutanés sont suffisamment fortifiés, ils poussent

---

(1) *Voyez* l'ouvrage de *Luder*, *de educatione liberorum med.* pag. 7.

(2) *Voyez* le tom. 11 de ses Œuvres, pag. 39.

(3) *Voyez* son ouvrage *De med. Indorum*, tom. VI; et *Haller*, à l'endroit cité, pag. 774.

(4) *Voyez* le tom. IV des *remarques* ou *observations* de la *Franconie*, pag. 112.

plus facilement la matière âcre au-dehors, empêchent l'affluence ultérieure des humeurs,
et leur dégénérescence morbifique occasionnée
par la foiblesse des vaisseaux ; mais quoiqu'il
paroisse que l'avantage que l'on se promet de
l'immersion dans l'eau froide, ou des lotions
réitérées à l'eau froide, soit d'autant plus grand
que les enfans sont foibles, il ne faut cependant jamais perdre de vue les précautions in-
diquées plus haut par *Mackenzie*, mais il faut
examiner si on ne s'apperçoit pas d'une plus
grande chaleur et d'une plus grande vivacité,
après avoir plongé ou lavé l'enfant dans l'eau
froide ; car, si après cette immersion, l'enfant
devenoit pâle, s'il avoit un membre roidi, et
qu'il restât pendant quelque temps dans cet
état, il faudroit nécessairement discontinuer
l'usage de l'eau froide pendant plusieurs jours,
et même y renoncer tout à fait. *Van-Swieten* (1) qui, dans la pratique des bains froids,
exige encore d'autres précautions, prescrit de
faire cette immersion par degrés, c'est-à-dire,
qu'elle ait d'abord lieu par les pieds, et qu'elle
se termine, successivement, de degré en degré
par les autres parties du corps.

____

(1) *Voyez* son ouvrage, tom. III, pag. 661.

(24)

§. V I I.

Le nouveau né ayant respiré, ses intestins et ses viscères sont différemment mis en mouvemens ; les fonctions de l'estomac et du canal intestinal, qui, jusqu'alors, étoient dans un état léthargique, s'établissent ; les fibres plus serrées, se contractent plus fortement, et facilitent le passage de la bile et des autres humeurs dans les intestins ; le mouvement du sang et de tout fluide s'accélére et devient plus efficace, à mesure que la circulation devient plus active et plus forte ; la viscosité qui remplissoit les intestins est dissoute, et l'enfant exige enfin cette délicieuse nourriture que la nature sut si bien ordonner pour une organisation délicate, en l'apprêtant des mêmes sucs que ceux qui avoient nourri jusqu'alors cet enfant dans le sein de sa mère ; car, à mesure que les vaisseaux de la matrice reviennent sur eux-mêmes en se contractant, la nature conduit, comme par autant de tuyaux sécrétoires, l'humeur dans les mamelles, en ouvrant une nouvelle source de nourriture, qui est le lait ; ce lait est à la vérité très-limpide, aqueux et salé ; mais il est suffisant et tel qu'il doit être pour la faim présente de l'enfant, sans nuire à la digestion, comme il suffit pour dissoudre la matière visqueuse qu'il rencontre dans les intestins, en la repoussant dehors, de même qu'il délaye les sucs dans les vaisseaux lactés, en ranimant par de nouveaux stimulans sur les nerfs et sur les fibres musculaires la force vitale ; mais aussi, au troisième jour, les forces de l'enfant étant plus grandes, les vaisseaux mammaires et les conduits lactés étant mieux dilatés, il se secrète aussi un lait (1) plus consistant, plus gras et bien plus nourrissant.

Ah ! c'est ici que se font admirer l'ordre et toutes les sages précautions de la nature ; et il n'appartiendroit qu'à la témérité la plus opiniâtre et la plus blâmable en même temps, de désapprouver et de regarder comme dangereux l'usage du premier lait.

Mais il s'agit maintenant de faire connoître quel doit être le moment de la première présentation des seins ?

Les opinions des médecins sont jusqu'à présent encore partagées à cet égard. Les uns veulent qu'on le fasse avant que le meco-

---

(1) Voyez *Zacharias Platner, Opuscul.* tom. I, pag. 264.

nium soit évacué, parce qu'ils prétendent que, sans cette précaution, le lait venant à se coaguler, il occasionneroit des accidens graves et même des convulsions, et que, d'après ce motif, les seins ne doivent être présentés à l'enfant que douze heures après sa naissance (1). Les autres sont dans l'opinion que la présentation des seins ne doit être faite que vingt-quatre heures après la naissance (2) ; il faut dire cependant que quoique la coagulation soit infiniment plus à redouter d'un lait étranger, gras et épais, et qu'une abstinence de dix à douze heures produise plus d'avantages qu'elle n'entraîne après elle d'inconvéniens, parce qu'elle contribue essentiellement à la dissolution de la matière visqueuse (3), il n'y a point cependant tant à craindre d'une petite portion de lait, claire et séreuse, par laquelle l'évacuation des matières est facilitée, que d'un remède dissolvant et savonneux, tel qu'un peu de vin miélé, un peu de syrop dans

---

(1) *Voyez* le tom. 1 du *Magasin de Bréme*, pag. 53, et *Desessarz*, au lieu cité, pag. 85.

(2) *Voyez* l'Avis au peuple de *Tissot*, §. cccxxxviii, et *Ballexerde*, à l'endroit cité, pag. 13.

(3) *Voyez* le 4e vol. de l'ouvrage cité de *Van-Swieten*, pag. 655.

lequel on a fait dissoudre du savon de Venise,
etc. etc. auquel on a ordinairement recours
dans ce cas là.

Il demeure donc constant, qu'en considé-
rant les avantages de la présentation des seins
faite de bonne heure, la méthode qui veut
qu'on alaite l'enfant aussi-tôt que la mère aura
reposé pendant quelques heures et aura pris
un bouillon, est sans contredit la meilleure et
la mieux fondée sur la raison : la décision de
Rosner (1) et de *Van-Swieten* (2) vient bien
à propos à l'appui de cette méthode ; car, **on**
prévient par-là, disent ces hommes célèbres,
non-seulement la fièvre de lait, mais **on**
s'oppose encore (quoique la succion d'un enfant foible soit alors bien impuissante) à la
trop grande tension des seins, ainsi qu'à une
foule de maladies.

Lœseke (3) croit au contraire, et ce n'est
peut-être pas sans fondement, que la succion
prématurée peut quelquefois devenir préju-
diciable et même dangereuse, lorsqu'un défaut particulier dans les seins comprime les

____

(1) *Voyez* son ouvrage *De viribus lactis*, pag. 7.

(2) *Voyez* l'ouvrage cité plus haut, pag. 608.

(3) *Voyez* son ouvrage, *Therap. special.* tom. IV,
pag. 187.

vaisseaux au point de ne pouvoir recevoir le lait, ou bien lorsqu'une résistance plus grande dans les vaisseaux (ce qui n'est point rare parmi les femmes qui accouchent pour la première fois) empêche la dilatation des conduits lactés et le passage facile du lait ; ainsi, du moment que la nature, toujours sage et prévoyante, a changé ce lait clair et aqueux en un lait plus consistant, qu'elle lui a fourni une crême douce, et qu'elle l'a enfin rendu plus nourrissant, on ne peut plus révoquer en doute, que son but étoit de mieux nourrir l'enfant à mesure qu'il acquiert des forces, et qu'il demande une plus grande nourriture.

Il ne faut pas néanmoins négliger d'observer, dans ce qui regarde l'alaitement même, de présenter, et à des heures fixes, plusieurs fois les seins à l'enfant dans la journée ; le faire boire de deux en deux heures, mais peu à la fois, afin que l'estomac, jusqu'alors foible, ne soit pas surchargé et distendu, ou que la coagulation du lait n'y produise les suites toujours fâcheuse d'une mauvaise digestion ; mais aussi la quantité de lait doit toujours être telle, qu'elle puisse suffire au degré de l'âge de l'enfant : celui de trois mois, peut à la vérité, tirer sans inconvénient une plus grande portion de lait, pourvu qu'elle ne soit pas trop souvent répétée, et c'est précisément pourquoi on ne doit lui en accorder qu'autant que sa nourriture et l'entretien d'une bonne digestion le commandent.

On apprend, d'après l'exemple que fournissent les enfans de la campagne, que les seins qui rendent peu de lait, et que l'enfant vide à chaque succion, sont les plus avantageux pour la santé; que ces enfans qui ne tètent que trois fois le jour, et que les mères (pour aller vaquer à leurs travaux) abandonnent malgré leurs cris perçans et malgré leurs larmes, n'en boivent qu'avec plus d'avidité, sans que leur santé en soit altérée ; mais qu'ils deviennent au contraire plus robustes ; aussi c'est d'après cette conviction que *Paré* (1) veut que l'on soit insensible à ces cris et à ces pleurs, parce que (dit *Paré*) ils dilatent davantage les poumons, nettoyent la bouche, les yeux, et qu'ils excitent plus fortement la chaleur naturelle.

Mais il ne seroit pas indifférent de s'attacher à découvrir la cause de ces cris et de ces

______

(1) Voyez *Opuscula*, pag. 630; ainsi que l'ouvrage de *Lancisi*, *de corde*, pag. 58.

larmes ; car elle dérive presque toujours , ou de l'existence du meconium (1), ou d'une mauvaise manière de mettre l'enfant en maillot ; ou de l'acrimonie des matières impures et non encore évacuées, et principalement de la manière de les nourrir et de les alaiter. Il n'y a pas à douter que la grande quantité de lait épais et gras qu'on donne à l'enfant pour appaiser ses cris , incommode son estomac encore tendre et foible , irrite et cause peu à peu des coagulations aigres, des vomissemens, des rapports, des hoquets, des tranchées, des flatuosités, des excrémens âcres, verdâtres et grumelés , des constipations, la suppression des urines, des sursauts pendant le sommeil, et d'autres accidens encore plus graves. Il vaut mieux, comme le conseille *Platner* (2) , retrancher aux enfans de temps en temps toute nourriture, et corriger par la diète (3) les vices de l'estomac.

§. V I I I.

Qu'il est déplorable, qu'un devoir que la nature a imposé à tous les animaux, et d'après

---

(1) Voyez *Van-Swieten* , à l'endroit cité, pag. 659.

(2) Voyez *Opuscul.* tom. 1, pag. 274.

(3) Voyez *Van-Swieten* qui parle d'une manière très-

lequel elle a même disposé l'organisation particulière du corps, pour établir un lien et un
foyer réciproques d'amour ; qu'il est déplorable, dira-t-on, que ce devoir soit par l'imperfection du physique, soit par l'imperfection du
moral, ait été tant de fois méconnu, et pour parler juste, méprisé, et que, ni la délicatesse du
corps, ni l'amour des commodités, ne veuil-
lent rien sacrifier aux soins de la bienfaisante
nature, puisqu'en abandonnant à une mercénaire la flatteuse et douce jouissance de pro-
diguer ses soins et ses caresses à son enfant,
on viole et on foule aux pieds les obligations
les plus respectables, les plus imposantes et les
plus sacrées !

Les anciens philosophes avoient très-bien
reconnu ce devoir naturel, et *Gellius* (1), l'un
d'eux, en donne la preuve en rapportant les
pensées de *Favorinus*, quand il dit : « Je te
» prie, femme (2), laisse être ta fille la seule
» mère de ton fils; car, qu'est-ce qu'il y a de

---

positive, dans son ouvrage cité, pag. 680, des suites
fâcheuses d'une nourriture trop ample donnée à l'enfant.

(1) Voyez *A. Gellius noct. att.* lib. XII, c. I.

(2) De même que l'homme célèbre, dont on traduit
ici l'ouvrage, a cherché à ne pas s'écarter du texte

» plus contraire à la nature, que quand une
» mère fait aussi-tôt après la naissance éloigner
» son enfant, encore imparfait, qui, pour
» ainsi dire, n'a qu'une demi-existence, quand
» elle se refuse à le nourrir de son propre
» lait, comme un être qui est actuellement en
» vie, qui frappe ses regards, qui implore le
» secours de sa mère; tandis qu'elle le nour-
» rissoit auparavant dans son sein, et sans le
» voir, à son insu, de son propre sang! Crois-tu
» donc que la nature n'ait donné aux femmes
» les mamelons, que pour embellir et parer
» leur gorge, et non pas pour que l'enfant en
» tire sa nourriture ? car il y a parmi les fem-
» mes des monstres de cette espèce, qui font
» tarir exprès (ce qu'à la vérité vous ne faites
» pas) la source destinée à la nourriture salu-
» taire du genre humain, comme si l'alaite-
» ment faisoit tort à leur beauté, folie aussi
» grande que l'est le crime de ces femmes qui
» usent exprès d'artifices pour faire périr le
» fruit conçu, et voudroient dissiper ensemble,

---

latin d'où il a tiré ces pensées, de même le traducteur
du texte allemand, a-t-il cherché à rendre très-litté-
ralement tout ce passage cité par *Gellius*, et rapporté
ici par *Frank*.

» et les rides que sillonnent sur la surface de
» leur ventre, le pesant fardeau qui y est ren=
» fermé, ainsi que les douleurs de l'enfan-
» tement. Mais combien il est digne de haine
» et d'horreur cet artifice, qui conduit à tuer
» sous l'égide puissante de la nature un hom-
» me qu'elle forme et qu'elle anime! De com-
» bien d'horreur n'est-il pas plus digne encore,
» quand il conduit à priver un enfant parfai=
» tement formé et venu à son terme, de l'ali-
» ment que la nature lui a destiné et qu'il est
» accoutumé à tirer du sang de sa mère » ?

Ah ! si le langage de cet ancien philosophe
ne faisoit pas assez d'impression, qu'on écoute
donc la voix de la nature, qui cherche si souvent à se venger sur le corps de l'enfant et sur
celui de sa mère par les maux les plus affreux !

Le désordre qui résulte des fonctions lésées
ou supprimées des organes secréteurs ou ex-
créteurs, de même que toute autre violence
faite au corps, s'étendent non-seulement sur
les parties immédiatement affectées, mais bien
encore sur tout le système du corps. Il survient d'après ce désordre, une distension des
vaisseaux, suivie d'une nouvelle affluence
d'humeurs qui produit la tension, le gonflement accompagné d'une grande douleur dans

les seins, de manière qu'ils s'enflamment par
un engorgement trop grand des vaisseaux sanguins et lactifères ; dès-lors la fièvre et la suppuration, suivies d'un gonflement extrême,
augmentent à un degré plus ou moins grand,
parce que ce gonflement provenant de l'épanchement des humeurs dans le tissu cellulaire,
menace quand la peau est lisse et unie, d'un
danger moins considérable, que quand elle
est inégale et pour ainsi dire noueuse ; ce qui
indique que les glandes sont viciées (1), et ordinairement, pour ne pas dire toujours, le
squirrhe et le cancer sont à craindre après de
pareils accidens, du moins, les changemens
non moins fâcheux de l'engorgement du lait,
par exemple, l'écoulement alternatif d'une sérosité, d'une crême caillée, devenue rance par
la chaleur fébrile ; la corruption enfin des parties caséeuses (2) démontre suffisamment,
que ces accidens ont des effets très-violens, et
qu'ils sont tous dangereux.

Ainsi, les effets qui résultent de la resorption
et de l'introduction du lait dans la masse générale des humeurs, diffèrent beaucoup entr'eux.

----

(1) Voyez *Van-Swieten*, pag. 640.
(2) Voyez *id.* pag. 186.

D'abord, cette humeur abondante, épaisse et onctueuse, produit dans un corps, précédemment affoibli par un accouchement laborieux, une fausse pléthore, qui dégénère par l'irritation considérable des vaisseaux et par la chaleur du sang en une acrimonie extrêmement dangereuse (1), et qui finit par une autre fièvre qui devient souvent mortelle.

Cette pléthore et cette irritation violente des vaisseaux, se manifestent par un mal de tête affreux, par la vivacité des yeux, par la force et la vîtesse du pouls, par le rhumatisme des membres, par l'accumulation des humeurs dans les différentes parties du corps ; tous ces accidens, s'ils ne sont pas prévenus ou arrêtés à temps, portent tous un caractère de danger, et ils ne peuvent être prévenus ou arrêtés, que par une évacuation quelconque de la transpiration, de la sueur, de l'urine, par les selles, ou par toutes évacuations dont peut être susceptible une femme en couche (2).

Ainsi, si la nature n'est pas assez heureuse dans ses efforts, pour prévenir ou arrêter ces

____

(1) Voyez *Gaubius, Patholog.* §. DLXIV.

(2) *Voyez* le recueil périodique de *Vandermonde,* tom. IV, art. IV.

accidens , l'âcreté qui se développe de plus en plus , devient la source de plusieurs maladies fort dangereuses , telles que la pleurésie, l'inflammation du cerveau, et d'autres parties, le pourpre, la fièvre si souvent mortelle pour les femmes en couche, par la métastase de la matière morbifique à la peau (1).

Quelques femmes (en couche) sont attaquées d'une fièvre érysipélateuse , et si son éruption devient considérable, la difformité sur le visage en est la suite inévitable. D'autres sont tourmentées par des pustules très-incommodes qui se montrent à la figure, la surface de leurs corps se couvre de furoncles, en sorte que tous les soins qu'on prend pour conserver la beauté du corps, sont inutiles. Les tubercules des poumons , (observe *Lieutaud*) (2), les attaques d'asthme, l'obstruction des intestins , les sueurs fortes et puantes accompagnées d'une urine trouble, les fièvres indomptables, les tremblemens, les convulsions, la stupeur et la paralysie enfin , peuvent en être les suites.

Malgré tous les maux qui viennent d'être

____

(1) Voyez *Desessarz* , à l'endroit cité.
(2) Voyez *Synops. univ. prax. med* tom. 1 , pag. 465.

cités, il en est de plus graves encore, ou plutôt plus à redouter après l'accumulation, la
métastase et la resorption du lait, car l'on a
vu l'évacuation du lait se faire, non-seulement
par les vaisseaux secrétoires, mais même par
les autres voies.

Haller (1) prouve d'après ses observations,
que le lait s'est évacué par les reins sous la forme de diabètes, même par les selles et par les
glandes salivaires. Si cette évacuation a lieu
par les vaisseaux exhalans du bas-ventre, alors
l'ascite lactée s'établit dans cette cavité; ce qui,
d'après le témoignage de *Sauvages* (2), conduit la plupart des femmes en couche au
tombeau.

D'autres exemples prouvent encore la métastase et l'épanchement de lait dans les cavités du cerveau, dans la poitrine, et dans les
autres parties du corps; *Van-Swieten* (3) confirme ces exemples, et *Sauvages* (4) fait mention d'un épanchement de lait dans la chambre

---

(1) Voyez *Element. physiolog.* tom. ii, pag. 373.
(2) Voyez *Nosolog. method.* tom. ii, pag. 469.
(3) *Voyez* son ouvrage, tom. iv, pag. 610.
(4) *Voyez* son ouvrage cité plus haut, tom. iii,
pag. 259.

de l'œil ; mais la sympathie manifeste des mamelles avec la matrice , fait aussi, que la métastase , la resorption et la pléthore , qui en
résultent, attaquent le plus fréquemment la matrice même : l'apparition des lochies , souvent
réitérée et longue , prouve également, que les
vaisseaux de la matrice sont fortement affectés ;
Haen (1) remarque cependant que l'écoulement est de peu de durée chez les femmes qui
nourrissent, et *Ballexerde* (2) ainsi que *Van-
Swieten* (3), observent qu'il est plus long et
plus abondant chez les femmes qui ne nourrissent pas , et qu'il dure même au-delà de qua-
rante jours.

D'après tout ce qui vient d'être dit et appuyé
par des exemples , on voit combien il y a à
craindre (4), lorsque le resserrement, l'obstruction et l'inflammation des vaisseaux de la
matrice, de même que sa trop grande irrita-
bilité (5) excitée dans l'accouchement, s'op-

---

(1) Voyez *Nat. med.* tom. IV , pag. 205.

(2) *Voyez* l'endroit cité, pag. 36.

(3) *Voyez* l'endroit cité , pag. 593.

(4) *Voyez* l'expérience de *Zimmermann* , tom. II ,
pag. 428.

(5) Voyez *Van-Swieten* , à l'endroit cité, pag. 616.

posent à l'afflux des humeurs ; on conçoit encore comment la fièvre la plus maligne si souvent mortelle, et presque toujours accompagnée de la plus grande prostration des forces et d'une éruption pourprée, peut en être la suite.

Mais en supposant que ces accidens n'aient pas un résultat aussi fâcheux, les vaisseaux n'en sont pas moins privés de leur ton, par rapport à leur trop grande dilatation, de manière que les humeurs trop épaisses pénètrent dans la cavité de la matrice par les orifices relâchés de ces vaisseaux, ce qui fait que les femmes sont constamment sujettes aux fleurs blanches (1), qui exténuent petit à petit les forces de tout le système du corps, et en font périr un grand nombre (2), attendu que cet accident est presque toujours suivi de l'engorgement squirrheux de quelques vaisseaux dans la matrice qui, à un âge plus avancé, et principalement à l'époque dangereuse de la cessation des règles, dégénère en une tumeur cancéreuse, présage ordinaire de la mort.

---

(1) Voyez *Ballexerde*, à l'endroit cité, pag. 37.
(2) *Voyez* Tissot, *de febribus biliosis*, pag. 258.

§. I X.

Pour revenir à ce qui concerne particulièrement les enfans attachés au teton et qui ,
privés des sucs nourriciers de leur mère dont
l'organisation heureuse de leur corps devroit
toujours dépendre, éprouvent des maux nombreux qui se terminent souvent par la mort ;
on peut les assimiler à ces plantes qui trans-
plantées de leur sol natal sur un terrein étranger , y prennent lentement et foiblement ra-
cine, se flétrissent, se desséchent et meurent ;
ou se transforment par la grande abondance de
sucs étrangers , en une sorte de champignon.

Il est certain que la structure et la propriété
particulière de tout corps muni d'organes,
contribue si essentiellement à la perfection du
suc nourricier, que celui-ci ne peut être impunément remplacé par aucun autre, quelque bon qu'il paroisse , et quelque sain même
qu'il puisse être d'ailleurs.

On ne réussira donc jamais non plus à
substituer de bons sucs , dont la préparation
appartient immédiatement et exclusivement
aux organes de l'individu (1), par la transfu-

____

(1) *Voyez* RICHTER , *De cura infantum* , §. V.

sion du sang d'un corps étranger ; de même un lait étranger, quoiqu'il porte avec lui, tous les caractères d'un lait sain, n'aura jamais à un degré aussi parfait les qualités nutritives du lait maternel préparé par les soins et d'après les loix de la nature, et qui entretenoit comme il perfectionnoit l'organisation de l'enfant. Or, les indispositions qui résultent d'abord de la privation du premier lait de la mère, consistent en ce que le meconium, ou les premières matières impures dans les intestins que l'enfant apporte avec lui au monde, sont retenues ou ne sont pas suffisamment évacuées, et de-là proviennent divers accidens infiniment fâcheux ; et si même dans ce cas l'art vouloit secourir la nature, ou l'imiter pour évacuer ces matières par l'usage des savonneux et délayans, il ne réussiroit jamais aussi bien, puisque chaque jour les qualités du lait changent comme les forces de l'enfant ; et que ce fluide toujours proportionné à la digestion et aux besoins relatifs à son corps, augmente aussi à mesure. Il arrive donc par des suites fâcheuses qu'une mauvaise digestion produit (comme on l'a dit précédemment), que les matières caséeuses, soit par leur tendance à l'acidité, soit par leur alkalescence, se décomposent au point que la bile même ne peut les corriger, mais qu'au contraire celle-ci contracte leurs qualités tellement caustiques, qu'elle ronge même les draps.

Baglivi (1) ainsi que *Bohn* (2), ont donné par des expériences la preuve que c'étoit avec raison qu'il falloit attribuer la cause des excrémens verdâtres, des tranchées violentes, du trouble, de la fièvre, des mouvemens convulsifs et même de l'épilepsie, à la bile corrompue par le mélange des acidités. Les mêmes auteurs ont également démontré que la bile devient d'autant plus verdâtre, que l'acide qu'on y ajoute est plus fort, en prenant même la couleur foncée de la rouille (*oxide de fer*)(3), et que cette teinte ou couleur disparoît aussitôt qu'on y ajoute du sel végétal pulvérisé (*tartrite de potasse*) (4). Dans de telles circonstances, tous les moyens de l'art sont très-

---

(1) *Voyez* l'ancienne édition de ses œuvres (*Opera omnia*), pag. 284.

(2) Voyez *Circul. anat.* pag. 280.

(3) Voyez *Oper. Huxham.* tom. iii, pag. 67, 69 ; et *Tralles, hist. chol.* pag. 212.

(4) Voyez *Lœseke, therap. spec.* tom. iv, pag. 204.

souvent infructueux (1), et la mort fréquente des enfans le prouve.

Les funestes effets d'un lait étranger et trop gras en même temps, agissent non-seulement sur l'estomac et sur le canal intestinal, mais ils agissent de plus sur d'autres parties ; car il charge, il incommode les vaisseaux délicats des poumons, il produit l'asthme, et inonde petit à petit tout le corps d'une humeur aqueuse et visqueuse, parce que l'action foible des vaisseaux est insuffisante pour changer ce lait en un sang pur, et ce que souvent l'on prend pour embonpoint et santé, n'est qu'une fausse apparence.

Sans faire mention de plusieurs autres dispositions morbifiques que produit à la longue un lait étranger et trop gras, on passe à d'autres considérations, non moins conséquentes et non moins susceptibles de la plus grande attention.

Tous les vices des humeurs peuvent se communiquer au lait même ; mais ils peuvent

______

(1) *Desessarz* observe que les chiens et les chats que l'on prive trop tôt du lait de leur mère, en leur substituant subitement celui de vache, périssent par les tranchées, les convulsions et les vers. *Voyez* son ouvrage cité plus haut, pag. 271.

(44)

dépendre en partie des dérangemens des premières voies, des intestins, d'une mauvaise digestion, et en partie se trouver dans la masse
même des humeurs qui circulent dans le sys-
tême vasculaire du corps. Ce sont précisément
ces humeurs qui forment la secrétion du chyle
sous la forme de lait, après avoir auparavant
contracté un mélange avec elles, et après avoir
été corrigé par l'action des vaisseaux. Ces vices,
ces maladies sont de plusieurs espèces ; telles
que les affections calculeuses, la diarrhée, la
dyssenterie, l'épilepsie, le scorbut, qui dépendent toutes des humeurs lymphatiques viciées.
On peut aussi compter parmi ces fléaux de
l'organisation humaine, les engorgemens des
glandes, les tumeurs scrophuleuses (1) et très-
particulièrement la maladie vénérienne qui
peut fort facilement être communiquée par le
lait aux enfans, ce qui est confirmé par des
exemples rapportés par *Platner* (2).

Les enfans contractent encore des vices
physiques et moraux (3) par l'usage trop fré-

____

(1) Voyez *Desessarz*, au lieu cité, pag. 217.
(2) Voyez *Opuscul.* tom. 1, pag. 255, 261.
(3) *Voyez* l'ouvrage de *Krause*, *de Nævis maternis*,
et le tom. xx du *Magasin de Hambourg*, pag. 119.

quent du lait , et particulièrement lorsque la secrétion est trop abondante, à cause de l'irritation de la mère qui en est considérablement augmentée; et des exemples nombreux ne permettent guères de révoquer en doute, que l'ame et les mauvaises actions d'une mère ont une telle influence sur le lait, que l'ame de l'enfant en peut être extrêmement viciée. Ces exemples apprennent (1) que le lait d'une femme qui a été irritée, ou qui est en proie au chagrin, est très-nuisible, qu'il est même un vrai poison, qui se convertit en épilepsie sur l'enfant , et qui ne finit fort souvent qu'avec lui. Il seroit donc mieux , d'après l'opinion générale de tous les observateurs célèbres (2), de tirer le lait à une nourrice qui a éprouvé une grande frayeur, ou qui s'est mise en colère , et s'abstenir d'en donner à l'enfant (3).

Les loix faites et suivies par les anciens (4) attestent que le lait peut être infecté par le

---

(1) Voyez *Platner*, au lieu cité, pag. 283.

(2) Voyez *Kruger*, au lieu cité, pag. 33. BOERHAAVE, *de morbis nervorum*, pag. 556. WALTH. HARRIS, *de morbis infantum*, pag. 7.

(3) *Voyez* LANGGUTH , *de regimine lactentium ;* et *Platner*, à l'endroit cité , pag. 284.

(4) On trouve dans le tom. 1 du journal du célèbre

vice vénérien, et les exemples modernes l'attestent de même ; c'est d'après cela, que *Platner* (1) considère une passion clandestine de
la part d'une femme qui nourrit, comme beaucoup plus dangereuse que celle qui dérive de
l'amour conjugal ; parce que, dit-il, les maladies qui résultent sur les enfans des chagrins
et des vives inquiétudes qui sont presque toujours inséparables d'une passion clandestine,
sont bien plus difficiles à connoître et à guérir:
aussi des hommes célèbres affirment-ils, qu'une
passion secrète a une grande influence sur
l'ame et sur les mœurs des enfans. Quoique la

Unzer, une histoire extraite du *Spectateur anglais,* qui,
si elle est vraie, pourroit confirmer ce qui vient d'être
dit. « Un homme (c'est Unzer qui parle), d'ailleurs
» très-honnête et doué d'un caractère solide, qui avoit
» été nourri de lait de chèvre, sautoit et bondissoit quand
» il étoit seul. » *De Reins* parle d'un jeune homme nourri
du lait d'une truie, qui, dans sa jeunesse, avoit les
inclinations si sales, qui étoit si mal propre dans son
manger et son boire, qu'il l'étoit même à l'égard de
tout ce qui concernoit son corps : à l'instar de l'animal dont il avoit sucé le lait, il recherchoit les endroits
les plus fangeux, et s'y vautroit lorsqu'il croyoit être
sans témoins.

(1) *Voyez* son ouvrage déjà cité, pag. 288.

détermination de cette cause ne soit pas encore bien connue , parce qu'il n'est pas au pouvoir des mortels, de quelque sagacité qu'ils soient doués, et quel que soit le zèle qui les anime, de découvrir l'influence réciproque entre le corps et l'ame (1), il n'en est pas moins vrai, que l'ame d'un enfant qui d'ailleurs est venu très-sain au monde, est corrompue ou du moins en partie gâtée par le lait d'une nourrice qui a un mauvais caractère, et que cet enfant contracte insensiblement une inclination pour les actions les plus basses et les plus capables d'offenser les vertus de ses parens.

Ballexerde (2) dit, que les guerres éternelles de familles, et les inimitiés entre les frères et les sœurs, doivent leur cause à la source honteuse d'un lait varié et étranger, parce que, ajoute-t-il, l'éducation de l'enfant à l'âge dont il s'agit, et la formation de son tempérament, en dépendent presqu'entièrement. *Platner* (3) assure que la nourriture et tout ce qui a rapport à la subsistance du corps,

---

(1) *Voyez* GAUBIUS, *sermone academ.* 1. *de regimine mentis,* pag. 98.

(2) *Voyez* son ouvrage, à l'endroit cité, pag. 60.

(3) *Voyez* son ouvrage, à l'endroit cité, pag. 283.

ont toujours une très-grande influence sur le développement de l'ame et sur celui des moeurs. Beaucoup d'autres observations (1) viennent fortement à l'appui de ce que les anciens disoient déjà de ces hommes nourris par une tigresse, qui leur transmettoit avec son lait ses qualités cruelles et barbares (2).

On ne peut en aucune manière révoquer en doute, que le penchant de l'ame et l'impulsion du tempérament ne soient déterminés par l'organisation et les dispositions particulières du corps : or ces dispositions, cette organisation, ou pour mieux dire le naturel, peut être principalement effectué par la nourriture , de même qu'elle peut le corriger (3) et même l'augmenter ; elle produit de plus, une énergie d'autant plus grande dans le corps, qu'elle est plus consistante et plus parfaite ; elle s'assimile à la matière organique des parties les plus délicates , telles que celles du cerveau, des nerfs

---

(1) *Voyez* le tom. I, *de Nov. Act. phys. med. obs.* XVI. *Kruger*, à l'endroit cité , pag. 33 , et GASP , *de Reies. camp. quœst. jucund.* pag. 47.

(2) *Voyez* le 365ᵉ *vers* du 4ᵉ l. de l'*Enéïde de Virgile*, ainsi que le 1ᵉʳ et le 8ᵉ l. des *Tristes d'Ovide*.

(3) Voyez *Element. physiolog.* tom. II , p. 143, 147.

et des esprits vitaux , de la disposition et organisation particulière desquels *Heuermann* (1) déduit les tempéramens.

S'il n'est pas certain que le mauvais caractère d'une nourrice ait toujours une influence directe sur la formation du caractère de l'enfant, ainsi que *Van-Swieten* (2) le met en doute par plusieurs raisons, et de même que *Brouzet* (3) qui dit avoir été alaité par une femme adonnée à la boisson, et qui affirme n'avoir jamais éprouvé sur son corps ni sur son ame le moindre préjudice du penchant de sa nourrice, cela n'empêche pas que cette circonstance n'ait toujours été considérée comme très-importante par les hommes célèbres ; ils croient que le mauvais caractère d'une nourrice altère non-seulement les mœurs et la vie des hommes , mais ils soutiennent, de plus, que le lait d'une femme transmet les dispositions morbifiques et le crime ; c'est d'après cette persuasion qu'ils conseillent, pour le bien de l'humanité, de remplacer le lait de la femme par celui des

---

(1) *Voyez* le tom. iv de son ouvrage , pag. 669.

(2) Voyez *Physiolog.* tom. ii , pag. 416.

(3) *Voyez* son ouvrage de l'*Education médicinale des Enfa s* , pag. 175.

animaux domestiques , parce que ces derniers étant exempts de passions et de troubles d'esprit,.et rarement sujets aux maladies, peuvent être nourris et dirigés de manière qu'ils se portent non-seulement très-bien , mais qu'ils fournissent un lait très-sain. Ces hommes célèbres donnent à la vérité ce conseil , dans les vues de tarir tout-à-coup, par ce moyen , la source des maladies, et de corriger en même temps les foiblesses du genre humain (1).

Mais il est vrai aussi que d'autres hommes également célèbres, ont amplement réfuté ces opinions (2), en alléguant que le lait de la femme , malgré ses défauts très-nombreux , possède incontestablement de bonnes qualités, et qu'il doit par cette raison être regardé par notre siècle comme le meilleur. Les mêmes savans allèguent en second lieu, que mal-

---

(1) Voyez *l'Essai de* Vandermonde , *sur la manière de perfectionner l'espèce humaine;* de plus , *Comment. de rcb. in sc. nat. et med. gest.* tom. vi, pag. 451 ; et *Luder,* qui est de la même opinion dans son ouvrage *de educ.* §. x ; ainsi que *Brouzet* dans son avant-propos , pag. 41.

(2) Voyez *Van-Swieten,* tom. vi , pag. 668 , 669 ; voir aussi *Ballexerde,* à l'endroit cité , pag. 58 ; et *Unzer,* journal *Hebdomadaire de médecine,* tom. 1, pag. 193.

gré qu'il soit notoire que la passion puisse quelquefois entraîner l'homme à mal agir, il n'en demeure pas moins constant qu'il est généralement plus raisonnable que celui dont la manière de vivre et les mœurs sympathisent avec l'esprit brutal, la cruauté et la stupidité des bêtes, qui ne sont point susceptibles d'être moriginées par la raison, ni par la réflexion, ni d'être guidées par des principes. Les mêmes, enfin, allèguent encore qu'en donnant la préférence au lait de la femme, c'étoit respecter les desseins et les dispositions de la nature, qui sait toujours si bien proportionner dans l'économie animale, les fluides de chaque individu à la structure et au diamètre déterminé des vaisseaux, de même qu'à l'organisation particulière de tout le système de ce même individu.

Si l'on est forcé de s'écarter de la marche tracée et prescrite par la nature ; si l'on est forcé, dira-t-on, de recourir au lait de l'animal, on ne doit pas se dissimuler qu'il est des circonstances qui invitent sérieusement à porter son attention sur le choix de l'animal, à étudier ses penchans, à bien connoître la vertu de ses sucs nutritifs, à rechercher les moyens les plus propres à corriger les vices humoraux

de l'homme, et même sa constitution qui est
dépendante de ces vices. De manière, qu'à l'enfant dont les humeurs circulent lentement et
qui a un corps paresseux, il faudra toujours
lui donner le lait d'un animal vif et gai ; c'est
d'après ce raisonnement, que *Ballexerde* (1)
conseille aux peuples du nord le lait de chèvre, aux Italiens le lait de vache, aux autres
nations un lait qui partage les deux qualités précédentes, afin, dit cet homme célèbre,
de corriger par les deux qualités opposées du
lait (2), la nonchalance du corps et la mélan-
colie des premiers, et la vivacité des derniers.

<h3 style="text-align:center">§. X.</h3>

Des obstacles nombreux peuvent, il est
vrai, empêcher une mère de se charger du devoir sacré d'alaiter elle-même son enfant :
obstacles qui rendent l'alaitement ou très-diffi-
cile, souvent impossible, ou du moins fort
dangereux pour la mère. On peut classer parmi
ces contrariétés désolantes pour une mère,

---

(1) *Voyez* son ouvrage, au lieu cité, pag. 62 et 63.
(2) *Voyez* Lœseke, *Therap. special.* tom. IV, p. 172 ;
et *Van-Swieten*, à l'endroit cité.

qui ne voudroit pas abandonner ses devoirs à une mercénaire, les défauts des mamelles ou des mamelons, car ceux-ci peuvent être ou trop petits ou trop enfoncés pour être saisis par l'enfant ; c'est ce qui arrive notamment à des femmes qui accouchent pour la première fois, quand elles n'alaitent pas de bonne heure, et que les seins se gonflent par l'abord et par l'impulsion du sang. L'art ne manque pas de moyens pour obvier à ces défauts, cependant la mauvaise conformation des mamelons, que produit la pression long-temps continuée des corsets sur le corps des jeunes personnes (bien mieux connus sous la dénomination de corps de baleines), et très-serrés par le lacet, met en défaut tous les moyens de l'art ; de-là, il arrive que lorsque les mamelons sont gercés et suppurans, ils causent par leur extrême sensibilité des douleurs aiguës pendant la succion, et souvent l'inflammation des seins.

Ces accidens qui proviennent en partie du lait même, en partie de l'âcreté de la salive de l'enfant, et en partie aussi du frottement irritant qu'exerce l'enfant avec ses lèvres, ne cèdent pas toujours également bien aux moyens lubréfians et incrassans ; mais n'est-il pas vrai que plusieurs femmes sont privées de lait dans les mamelles, et que cette privation peut venir premièrement de ce que les vaisseaux de ces mamelles sont par un défaut particulier trop resserrés, obstrués et totalement oblitérés, de manière qu'ils ne peuvent céder à l'abord du suc nourrissant? La femme dont le corps est charnu, et qui a les fibres roides, celle qui accouche, pour la première fois, dans un âge avancé, peuvent plutôt que toute autre éprouver cette fatalité, qui en est bien une pour la mère qui brûle de l'envie de nourrir elle-même son fruit.

Ces accidens ont encore lieu lorsque les conduits lactés sont comprimés par la trop grande quantité de graisse (1) qui les environne, et surtout lorsqu'on a négligé les premiers moyens, tels que les fomentations avec des plantes émollientes, les frictions et la succion répétée.

Le défaut de lait peut, en second lieu, provenir de ce que son afflux dans les mamelles est empêché ou arrêté par des évacuations considérables, par des selles trop abondantes, par des sueurs et des lochies : il peut être enfin la

---

(1) Voyez *Van-Swieten*, pag. 645. On sait, dit-il, pag. 670, par cette raison, que les femmes qui ont les seins considérables, fournissent le moins de lait.

suite de la foiblesse, ou de tout le système du corps, ou des organes qui préparent le chyle, de manière que celui-ci, ainsi que le lait, manquent en même temps : une maladie de la femme en couche, des alimens peu nourrissans et d'une difficile digestion, les effets d'une passion de longue durée, telles que la tristesse, une intrigue amoureuse, toutes ces choses peuvent chacune en leur particulier, concourir à la privation du lait.

L'art, comme il a déjà été dit, est fertile en moyens pour remédier à la plupart de ces vices, et il n'y a pas lieu, comme le croit avec raison *Van-Swieten* (1), de désespérer de ces moyens, parce que l'expérience apprend que le lait a été attiré dans les seins des jeunes gens des deux sexes, lorsqu'on a voulu essayer de satisfaire des enfans capricieux par une succion apparente, et que cependant ces jeunes gens peuvent arrêter tout-à-fait la secrétion de l'humeur en abandonnant la succion.

Il y a, au contraire, des mères qui ont une très-grande quantité de lait, et la surabondance de ce lait tourne à leur préjudice comme à celui de l'enfant, puisqu'elle peut devenir la

____

(1) *Voyez* l'endroit cité.

source de plusieurs maladies : car elle devient la cause de la foiblesse et de la trop grande atonie des parties solides du corps, et par la décomposition presque complète des humeurs, celle du marasme, de la phthisie et du scorbut (1). Cette surabondance de lait, vu le trop grand alaitement, occasionne de plus une perte extrême du suc nourricier, et inévitablement une grande acrimonie dans les humeurs : succèdent enfin la soif, la fièvre et un affoiblissement toujours croissant.

Toutes les suites funestes d'une trop grande abondance de lait, sont suffisamment expliquées par *Van-Swieten* (2) *Gaubius* (3) et *Kloekhof* (4).

----

(1) La quantité de lait chez les femmes qui ont une disposition à la phthisie, ou même qui en sont déjà atteintes, est souvent relative à la grosseur et à l'embonpoint des enfans qu'elles nourrisent dans leur sein, parce que, selon *Rœderer*, la substance nutritive de la lymphe et de la gélatine n'est pas assez intimement combinée avec la masse des humeurs, mais elle se secrète facilement de la matrice par le moyen du placenta, et en abondance au profit de l'enfant. *Voyez* son ouvrage *De temporum in gravitate et partu estimatione*, §. x.

(2) *Voyez* son ouvrage déjà cité, pag. 645.

(3) Voyez *Patholog*. §. DLXIV.

(4) *Voyez* son ouvrage *De morbis animi*, pag. 37.

Suivant *Ludwig* (1), il faudroit porter une attention fort scrupuleuse sur ces suites que l'on a coutume de confondre avec celles de la maladie hystérique, avec lesquelles correspondent les crampes, les défaillances, et autres accidens qui ne tirent leur source que de la foiblesse des nerfs. Elles ne doivent (ces suites) pas être négligées chez les personnes maigres, et bien moins encore chez les personnes grasses, afin de prévenir tous leurs résultats sinistres ; car *Morton* (2) démontre par un très-grand nombre d'observations, que la phthisie en devient la suite : mais cette phthisie effraie surtout, lorsque les accidens qui viennent d'être rappelés, sont accompagnés d'une constriction hypocondriaque ou hystérique, d'un appétit foible et déclinant, d'autres phénomènes qui se présentent en foule, soit qu'ils proviennent du défaut d'air, soit de la foiblesse des nerfs, et, pour comble, d'une chaleur hectique aux extrémités des membres.

Ramazzini (3) rapporte que le corps, par

---

(1) Voyez *Programm. de excretionibus immoderatis ut causa debilitatis in morbis*, pag. 10.

(2) Voyez *Phthisiolog.* pag. 14.

(3) Voyez *Van-Swieten*, à l'endroit cité.

un alaitement immodéré, ne contracte pas seulement une disposition à la consomption et les autres suites de la foiblesse, mais qu'aussi, les humeurs de l'économie animale perdent beaucoup de leur consistance naturelle, et que cette décomposition est suivie de fleurs blanches, de taches sur la surface du corps et enfin de sueurs très-considérables.

Pour ménager dans un cas pareil la santé de la mère, il faut ou priver l'enfant du lait de celle-ci, ou prescrire à la mère un régime nourrissant, et lui donner, d'après la régle de *Van-Switen*, des alimens doux et gélatineux: il faut présenter moins fréquemment les seins à l'enfant ; procurer à la mère un exercice modéré, égayer ses esprits, prévenir les trop grandes pertes du suc nutritif, les réparer par d'autres moyens salutaires et favorables en même temps à la digestion : aussi s'apperçoit-on bientôt sur l'enfant des mauvais effets d'un lait semblable, effets qui, en appauvrissant le corps de la mère, réduite à une trop petite quantité d'alimens, rendent les humeurs plus âcres, plus septiques, et de-là leur trop grande fluidité, jointe à leur âcreté akaline, se manifeste par des accidens qui accompagnent diverses maladies des enfans.

(59)

§. X I.

Dans un cas aussi urgent que celui dont il s'agit dans le paragraphe qui précède, il vaudroit mieux donner à l'enfant un autre lait que celui de la mère, c'est le meilleur parti qu'on puisse adopter pour la santé et pour la vie de l'enfant; car ce lait ayant été préparé par les organes de l'homme et ayant subi une animalisation plus ou moins parfaite, et ayant été pompé immédiatement des seins, il passe dans les vaisseaux de l'enfant sans perdre les parties volatiles les plus parfaites (1), en fournissant une excellente matière nutritive, dont la perfection ultérieure devient assez facile pour son estomac; mais pour surmonter dans de semblables conjonctures les difficultés dont on vient de parler, il faut avoir égard à plusieurs autres circonstances, et faire, d'après le

----

(1) *Van-Swieten* attribue les avantages de la succion immédiate aux parties spiritueuses du lait, et les avantages de celles-ci aux nerfs qui se distribuent dans les seins, où ils versent, comme dans toutes autres glandes, leurs sucs les plus subtils : raison pour laquelle les passions ont une influence si forte et si violente sur le lait. *Voyez* le tom. 1 de son *Comment.* pag. 30.

précepte de *Ludwig* (1), non-seulement attention à la constitution forte et saine de la
nourrice, mais encore à la bonne qualité de
ses sucs. C'est donc ici un point, qui, en consi-
dérant les choses d'après les règles de l'art,
exige beaucoup de prudence et de circonspection pour choisir un lait qui convienne à l'enfant, proportionné à ses forces digestives et à
la nature de ces sucs; c'est pourquoi il ne
faut pas se contenter des apparences d'une
bonne santé de la part de la nourrice ni de ses
couleurs vives et fleuries, parce qu'elles ne
sont pas toujours les vrais signes de la santé,
mais peut-être bien les symptômes de la phthisie (2) et des engorgemens des intestins. Il
ne faut pas non plus borner son attention aux
excellentes qualités du lait; mais il faut considérer aussi si l'âge, la taille, le tempérament,
et même, autant qu'il est possible, le terme de
l'accouchement, sont en juste rapport avec
l'âge, la taille, le tempérament et le terme
d'accouchement de la mère. Si donc la mère a
la taille un peu longue, il faut que la nourrice

---

(1) Voyez *Institution. clinic.* §. MXXV.

(2) *Voyez* le tom. III de *Van-Swieten*, pag. 645; et
le tom. III de BONET *Sepulch.* pag. 536.

l'ait de même ; si elle a une organisation délicate, la nourrice ne doit pas être trop charnue
ni trop robuste ; si elle est jeune, la nourrice
doit avoir à-peu-près son âge ; si la mère vient
d'accoucher, l'accouchement de la nourrice
ne doit pas dater d'un an ; car le lait d'une
nourrice accouchée depuis long-temps est toujours plus consistant, et ne convient donc plus
à l'âge ni aux forces digestives de l'enfant,
attendu que pour un enfant nouveau né il faut
un lait clair et facile à digérer.

D'après des précautions aussi scrupuleuses,
on sentira qu'il peut se commettre beaucoup
d'erreurs dans le choix dont il s'agit. Plusieurs
regardent le lait d'une nourrice de la campagne
comme le plus salutaire aux enfans, tandis
que, s'ils sont nés de parens délicats, ils digèrent très-mal le lait d'une femme robuste de
la campagne, et que la nature a destiné le lait
de celle-ci à des corps aussi robustes que ceux
dont ils sont procréés ; et d'ailleurs, *Platner* (1), qui a encore égard à d'autres signes
d'une bonne santé, traite à merveille cette
matière, lorsqu'il dit qu'on ne doit pas prendre une nourrice qui ait le visage bourgeonné

____

(1) *Voyez* le tom. 1, *Opusc.* pag. 258.

ni empreint de taches de rousseur. Il importe
de même de bien examiner les dents, parce que
leur éclat, leur fermeté, de même que l'ab-
sence d'une certaine crasse qui s'y attache,
sont les indices d'une bonne santé, tandis que
la couleur jaunâtre des dents, leur âpreté,
leur tartre, et la carie dont elles sont affectées, font avec raison présumer la mauvaise
qualité des humeurs (1). *Ballexerde* (2) fait,
de plus, attention à l'odeur de la sueur, de l'ha-
leine et de la transpiration, et exclut tout-à-
fait de cette fonction les femmes qui ont la
chevelure rousse, et qui communément exha-
lent une mauvaise odeur, parce que leur lait
est toujours aigrelet. *Lieutaud* (3) préfère
celles qui ont les cheveux foncés et noirs, à
celles qui ont les cheveux roux. Les autres
signes recherchés pour preuve de bonne santé,
et auxquels il faut faire particulièrement attention, sont de savoir si la personne qui se
propose de nourrir n'a pas les fleurs blanches

---

(1) *Voyez* Ludwig, *Institution. clinic.* §. dccxliii.
(2) *Voyez* son ouvrage cité, pag. 39.
(3) *Voyez* le tom. 1 de son ouvrage déjà cité, p. 483;
de plus, le tom. 1 de *Smellie*, pag. 490; et *Desessarz*,
au lieu cité, pag. 214.

ou des évacuations menstruelles pendant l'alaitement; car si ces évacuations qui s'arrêtent ordinairement durant cette période, se manifestent, cela indique un défaut (particulier) des vaisseaux relâchés de la matrice, ou une forte décomposition du sang par une acrimonie quelconque, ce qui détourne le lait des seins, et pour lors de nombreux inconvéniens sont à craindre pour les enfans.

Van - Swieten (1) cependant n'approuve pas dans ce cas là le changement de nourrice, généralement conseillé par les bonnes femmes, à moins qu'il n'y ait une altération évidente sur la santé et sur la qualité du lait ; il croit même avec *Heister* (2), *Platner* (3) et autres, qu'il y auroit dans cette conjoncture infiniment plus à craindre de ce renouvellement.

On regarde ordinairement comme indices certains d'un bon lait ceux qui vont suivre : il doit avoir un goût et une odeur agréables ; et quant à sa consistance, il faut remarquer qu'en le faisant tomber goutte à goutte sur l'ongle ou

---

(1) *Voyez* son ouvrage cité, tom. IV, pag. 673.
(2) Voyez *Observ. med. chirurg.* pag. 359 et 374.
(3) *Voyez* à l'endroit cité, pag. 286.

bien sur un miroir, il ne doit pas en découler trop lentement ni trop vîte : quant à sa couleur il doit être bleuâtre, du moins pas trop blanc ; il ne doit pas non plus tirer sur le jaune, car dans ce cas là il seroit trop clair et âcre (1). Quant à ce qui regarde les rapports entre les parties aqueuses et caséeuses, on peut s'en convaincre et s'en assurer en ajoutant de l'alkool rectifié, ou un acide quelconque dont l'effet de l'un ou de l'autre opère la précipitation ; alors une plus grande quantité de parties aqueuses marque une plus grande fluidité, une moindre quantité de parties aqueuses indique une plus grande consistance, et la quantité égale des unes et des autres indique un rapport moyen, juste et salutaire.

Les diverses maladies qui naissent d'un lait trop épais, sont les constipations, les tranchées, les convulsions (2) qui dérivent des pelotons durs de graisse, qui par le mouvement du canal intestinal, se sont formés dans le tissu cellulaire et dans les plis du colon. Il est bon d'observer ici qu'en ce qui concerne la saveur et le goût du lait, il ne doit être ni salé, ni aigre,

____

(1) *Voyez* l'ouvrage de *Ludwig*, §. MXXV.
(2) Voyez *Platner*, pag. 266.

ni amer; mais l'examen de ce lait pour en défaire la bonté, ne doit être fait que quelques heures après le repas, parce qu'aussi-tôt après le repas il est crud, et comme l'observe très-bien *Boerhaave* (1), il est de plus pernicieux; car, quoique ce lait semble être toujours le même, il change cependant à chaque quart-d'heure de qualité, et devient d'autant plus nourrissant, que les sucs digestifs ont plus fructueusement élaboré le chyle; puisque ce chyle encore crud et empreint du caractère des substances alimentaires, reste vicié jusqu'à ce que l'action répétée des vaisseaux et des intestins l'ait mieux travaillé, et qu'elle ait anéanti le caractère étranger des alimens; mais lorsque le lait est examiné plus long-temps encore après le repas, on le trouve en grande partie changé en serum dégoûtant.

D'après un si grand nombre d'observations essentielles, puisque la qualité des alimens qu'on a pris, et le chyle qui en a été préparé, produisent sur le lait un changement si considérable, le premier soin doit donc être de prescrire à la nourrice un régime qui ne soit dans aucun temps contraire à la digestion;

______

(1) Voyez *Prælection.* tom. IV, p. II, pag. 452.

E

c'est par conséquent ici qu'il faut rassembler tous les moyens qui coopèrent avec efficacité à une bonne digestion.

Ces moyens consistent particulièrement dans l'exercice, quand la personne sur-tout est forte et qu'elle y est accoutumée, et il est extrêmement essentiel d'observer que l'on ne peut le négliger sans beaucoup nuire à la préparation du chyle. Il faut la laisser jouir aussi (quand elle est faite à cette habitude) d'un air libre, et non pas, d'après un fort mauvais conseil, la renfermer dans une petite chambre mal aérée (1), et peut-être humide, ce qui tourneroit à son plus grand désavantage, comme à celui de l'enfant. Une sorte d'exercice des membres supérieurs devient on ne peut pas plus nécessaire (2), afin que l'action alternative de la poitrine et des bras, attire une plus grande abondance d'humeurs dans les seins. Selon *Platner*, cet exercice doit avoir lieu, plutôt avant qu'après le repas, afin que les sucs trop cruds, chassés par

---

(1) Voyez *Kruger*, à l'endroit cité, pag. 47 et 202; et l'*Avis au peuple* de Tissot, §. cccxli.

(2) Voyez *Platner*, à l'endroit cité, pag. 282; et *Van-Swieten*, à l'endroit cité, pag. 673.

le mouvement de l'estomac, ne se portent point avec le sang dans les seins.

A l'égard du régime, les alimens et les boissons doivent être de bonne qualité, et il faut préférer ceux auxquels la nourrice est déjà accoutumée et dont elle éprouve le plus grand bien, quand même on conjectureroit qu'elle les digéreroit plus difficilement que ceux que l'on voudroit lui donner ou lui prescrire, et *Van-Swieten* (1) recommande formellement de ne point les changer.

Il existe sur ce point encore une très-grande erreur, c'est lorsque pour exciter l'appétit, sous prétexte de produire plus de lait, et comme on le suppose faussement, de meilleure qualité, on donne beaucoup de bouillon, des mets assaisonnés, des boissons fortes, et même des épices, etc. On ne considère pas en cela, qu'une bonne digestion s'altère par cet abus, sur-tout si la personne se trouve renfermée dans un air impur, et si elle mène une vie sédentaire, que même son lait en est vicié (2) ; parce que les alimens dégénèrent partie en viscosité oléagineuse, et partie en âcreté alkaline, même

---

(1) *Voyez* son ouvrage, pag. 672.
(2) Voyez *Kruger*, pag. 36 et 39.

chez les personnes qui digèrent facilement, circonstance qui donne presque toujours lieu à la foiblesse et à la prostration des forces de la plupart des enfans : cette acrimonie qui attaque en effet l'organisation délicate du corps, d'une manière absolument perfide, produit d'abord différentes maladies, qu'on nomme maladies de la peau, telles que celles qui donnent les furoncles, toutes les maladies du bas-ventre, des tranchées cruelles, la dyssenterie, et enfin des convulsions mortelles, vices d'humeurs, qui devroient être corrigés par l'appétit du moment, par les alimens dont la nourrice auroit grande envie, et enfin par une nourriture légèrement acidulée ; mais il faut encore ajouter à ce qui a été observé plus haut, sur les différens changemens de lait, que quelques heures après le repas il est meilleur, et qu'aussi-tôt après le repas il est encore crud, et suivant les diverses espèces d'alimens qu'on a pris, plus ou moins dangereux ; c'est à quoi doit bien faire attention une nourrice qui fait usage d'alimens très-indigestes. Aussi *Platner* (1) regarde-t-il une boisson prise sans modération, comme un défaut de ré-

---

(1) *Voyez* son ouvrage , pag. 278.

gime, capable de produire beaucoup d'inconvéniens.

Des personnes, en vertu de ce qu'elles alaitent, croient quelquefois devoir boire plus
qu'elles ne le faisoient avant de nourrir; mais
cette persuasion est une nouvelle erreur; parce
que le suc nourricier, constamment délayé,
non seulement n'est pas parfaitement animalisé et rendu homogène avec les autres humeurs, mais parce qu'il passe encore plus
rapidement dans la masse du sang et dans les
seins: il est donc évident, d'après ce qui vient
d'être dit, que le suc nourricier étant vicié,
le lait, et par conséquent les forces entières du
corps doivent l'être également. Mais *Ques-
nay* (1) observe aussi, que par un trop grand
exercice du corps, par une fièvre, ou par une
action (quelconque) violente des vaisseaux,
le lait devient âcre, jaunâtre, clair et aqueux.
Haller (2) dit que le lait, après une fièvre,
contracte une qualité alkaline, et *Huxham* (3)
remarque qu'il entre en putréfaction. *Lang-*

---

(1) Voyez *Act. acad. chirurg.* tom. 1 , pag. 105.

(2) Voyez *Element. physiolog.* tom. 11 , pag. 88.

(3) *Voyez* son ouvrage *de Febr.* pag. 82 , 83.

guth (1) attribue les changemens du lait à la vacuité de l'estomac, à l'appétit vicié, à de trop grandes insomnies, à la fièvre accompagnée d'une aversion pour toutes espèces d'alimens, enfin à une boisson trop modérée, et à de fortes sueurs, et qu'ainsi dans de pareilles circonstances, on doit s'abstenir de présenter les seins à l'enfant. *Desessarz* (2) assure que l'âcreté du lait, lorsqu'elle s'y développe par une trop grande secrétion, peut causer une fièvre mortelle, et il cite à ce sujet l'exemple d'un enfant, qui en fut attaqué par la même cause. Une pareille acrimonie peut fort bien venir, ou de l'action fébrile des vaisseaux, comme elle peut être développée par des médicamens, et entretenue par une matière morbifique, qui peut se jeter sur les premières voies, et s'évacuer avec les matières excrémentitielles, de même que cela arrive aux organes secrétoires, selon le rapport de la secrétion, parfois plus ou moins abondante.

§. X I I.

Lorsque l'enfant a acquis petit à petit, par

(1) *Voyez* son ouvrage, à l'endroit cité, pag. 5 et 6.
(2) *Voyez* son ouvrage déjà cité, pag. 259.

un bon régime, plus de forces, et qu'elles permettent de lui accorder des alimens plus solides et moins animalisés, on peut, pour lors, le sevrer; mais l'époque de la séparation de l'enfant avec les seins, doit être fixée, afin que la mère se prépare à ce sacrifice; car, s'il est des mères qui, par la crainte de s'éloigner des plaisirs bruyans, ou par la crainte d'être assujetties à des devoirs respectables, se hâtent de livrer leurs enfans à des mains étrangères, il en est aussi, qui, ou trop sensibles, ou trop indulgentes, alaitent au-delà d'un an, et même au-delà de deux, comme il en est d'autres encore, qui, s'étayant sur des raisons particulières, que l'autorité seule du médecin peut vaincre, se décident à sevrer leurs enfans au sixième mois, ou quelquefois même au huitième.

Le meilleur parti qu'on puisse prendre à cet égard, c'est de consulter et suivre la nature, qui semble en déterminer l'époque, qui est communément celle de la pousse des dents, au nombre de six à huit, par laquelle la mastication des alimens est facilitée, à moins que l'alaitement, par rapport à une foiblesse particulière à l'enfant, ne semble exiger d'être continué pendant un certain temps, ce qu'on reconnoît toujours à la foiblesse des membres, des muscles, à la trop grande délicatesse de la peau, et au relâchement des chairs. Ordinairement dans ce cas-là, l'organisation des intestins et des viscères correspond aussi à cette affection des parties extérieures.

L'inconvénient qui résulte d'un alaitement trop long-temps continué, ne tarde pas à se faire appercevoir d'une manière sensible ; parce que les enfans, en vertu de l'accumulation de la matière alimentaire, deviennent trop gras, et sont, par cette raison, souvent sujets aux maladies inséparables d'une trop grande abondance de matières visqueuses, et, quoique ces accidens (1) ne soient pas toujours à craindre d'un alaitement trop long-temps continué, quand même la mère ou la nourrice seroit bien portante et sage, qu'elle respireroit un air salubre et libre, qu'elle vaqueroit à ses occupations journalières, il faut bien remarquer cependant, que ce bonheur n'est pas un bienfait aussi fréquent dans les grandes villes ; car, si celle qui alaite occupe une chambre étroite et mal-propre, si elle ne fait pas d'exercice, si elle vit avec trop de

____

(1) Voyez *Van-Swieten*, à l'endroit cité, pag. 689 ; et *Platner*, à l'endroit cité, pag. 289.

délicatesse ; si pour comble de fatalité, elle s'abandonne aux passions, à la volupté ou à la colère, si sa nourriture au contraire n'est pas simple, si sa manière de vivre est déréglée : dès-lors elle s'expose, comme elle expose en même temps son enfant, et pour ainsi dire de sa propre volonté, à diverses maladies ; d'après toutes ces choses seulement supposées, dont la réalité est néanmoins confirmée par des exemples, il devient inévitable de priver l'enfant du lait de sa mère.

Un tel changement entraîne après lui divers accidens sur la mère et sur l'enfant. D'abord, il est certain que l'alaitement brusquement discontinué, supprime des secrétions et des excrétions considérables dans l'économie animale : que cette suppression donne lieu ensuite à des désordres fâcheux, soit dans les organes secrétoires, soit dans les autres parties du corps ; car les glandes des mamelles se gonflent et s'enflamment très-facilement par l'accumulation de l'humeur secrétée du lait, **ou** bien il se forme une métastase dans les autres parties, d'où provient l'accident dont il vient d'être parlé. *Morton* (1) rapporte, que les

______

(1) Voyez *Phthisiolog.* pag. 14.

enfans étant sevrés subitement, sont attaqués de phthisie, de même que par tout autre changement subit de nourriture ; que ce changement leur fait perdre leur teint vermeil et frais, leur embonpoint, les épuise et les amaigrit enfin par des diarrhées pénibles et toujours funestes. *Young* (1) remédie à cet accident par une dose d'opium, quand l'enfant est un peu plus avancé en âge, si toutefois l'accumulation des matières dans les premières voies, ou des obstructions intestinales, n'exigent d'autres moyens et ne contre-indiquent l'opium (2). On prévient mieux cet accident, en ne privant l'enfant du lait de sa mère que peu à peu, et en l'accoutumant par degrés à d'autres alimens.

§. X I I I.

Il est des cas sans doute où l'on peut être forcé de donner aux enfans, dans les premiers jours de leur naissance, d'autres espèces d'alimens en place de lait, particulièrement de la bouillie (3). Cette circonstance mérite égale-

(1) *Voyez* son ouvrage, *de opio*, pag. 48.

(2) *Voyez* Tralles, *de opio*, pag. 141 et 142.

(3) *Mauriceau* dit, à l'endroit cité, *obs.* 263, qu'un enfant venu au monde très-bien portant, étoit mort dans

ment une attention très-scrupuleuse, et l'observation qui termine le §. précédent, doit
entrer dans les mesures que cette conjoncture
nécessite d'adopter.

En général, dans les trois premiers mois
l'enfant ne doit être nourri que du lait de sa
mère ; parce que cet aliment est proportionné
à la force des enfans, et parce qu'il devient
suffisant pour les substanter (1). Mais les
bouillies sont notamment dangereuses, lorsque l'enfant boit avec avidité, et qu'il tire une
grande quantité de lait des seins. Communément on donne trois ou quatre fois par jour de
la bouillie aux enfans, ce qui ne peut manquer
de surcharger leur estomac, de troubler infail-
liblement, et d'affoiblir les forces et les organes
digestifs : delà viennent aussi des viscosités, des humeurs tenaces, et par-dessus encore, une acrimonie qui se développe de plus
en plus, par sa tendance naturelle ; mais en
général, la partie muqueuse de toutes espèces
d'alimens farineux, et particulièrement de
ceux de froment et autres semblables, éprou-

---

les premiers jours de la suite des tranchées et convulsions que lui avoit données la bouillie.

(1) Voyez *Van-Swieten*, à l'endroit cité, pag. 686.

vent cette dégénérescence. *Kesselmeier* (1), d'après l'exemple de *Beccari*, a expliqué, et même prouvé par un fort grand nombre d'expériences, la nature glutineuse et visqueuse de ces alimens, qui occasionnent la plupart des maladies des enfans. Outre cela, l'ébullition du lait augmente encore cette viscosité, le prive de ses parties liquides, et le réduit en une masse caséeuse. Il est plus que vraisemblable que cette masse visqueuse, et presqu'indissoluble, obstrue les orifices délicats des vaisseaux secrétoires, diminue l'activité et la force des fibres de l'estomac, occupe les interstices des glandes mésaraïques, et ceux des intestins du bas-ventre, en transformant conjointement avec l'acidité et le vice de disgestion (qui existe d'ailleurs complètement), le lait en une matière caséeuse, dont naissent des suites toutes fort fâcheuses, c'est-à-dire, les tranchées, les vomissemens, le dévoiement, les selles muqueuses et vertes, des flatuosités extrêmement douloureuses, bien plus, le dépérissement, l'asthme, la foiblesse du cœur, ou cardialgie, la fluxion de poitrine, et enfin la suffocation, etc.

---

(1) *Voyez* son ouvrage, *de quorumdam vegetabilium principio nutriente*, pag. 4 et 16.

C'est aussi aux mêmes causes que *Zimmer-mann* (1) attribue les différens genres de mou-vemens convulsifs particuliers aux enfans, et il soutient que le rachitis naît en partie de l'acidité, et en partie de la viscosité qui do-mine sur toute la masse des humeurs, et que les engorgemens scrophuleux des glandes en sont les suites.

Lorsque la foiblesse de l'estomac est telle que la corruption des alimens devient opiniâ-tre (2), les enfans (nouveaux nés) qui n'ont d'ailleurs pour toute nourriture que le lait de leur mère, rendent souvent des pelotons en-tiers de vers, quoiqu'à cet âge ils en soient rarement affectés. La bouillie peut avoir en effet le même inconvénient, parce qu'exposée à l'air, les mouches et autres insectes y dépo-sant leurs œufs, ceux–ci éclos par la cha-leur de l'estomac, se convertissent en vers ; et c'est d'après cette observation que *Vander-*

---

(1) *Voyez* son ouvrage, à l'endroit cité, p. 11, pag. 264 ; et *Van-Swieten*, à l'endroit cité, pag. 686, où il est dit, qu'on voyoit, après la mort occasionnée par les convul-sions, l'estomac distendu d'une matière caséeuse, et son orifice supérieur tout-à-fait obstrué.

(2) Voyez *Desessarz*, à l'endroit cité, pag. 271.

monde (1) regarde la bouillie comme une nourriture très-pernicieuse, et même dangereuse,
vu qu'il n'est accordé qu'aux enfans très-ro-
bustes, et élevés de plus à la campagne, d'é-
chapper aux accidens qui en deviennent les
suites, et que la plupart de ceux qui sont
foibles y succombent, ou ne s'en tirent que
très-rarement et très-difficilement.

Il est bien mieux, dans ce cas-là, de faire
subir auparavant une fermentation à la farine, par divers moyens; de la convertir ensuite en pâte, de faire de celle-ci, lorsqu'elle
est rendue soluble, du pain, et de ce dernier,
une bouillie ou panade, dont la cuisson a été
préparée avec du lait ou du bouillon coupé.
Ballexerde (2) recommande de faire roussir
premièrement la farine. Par ce moyen, dit-il,
on remédie tout à-la-fois à la viscosité et à la
grande quantité de gluten dont elle est chargée; on en dégage l'air fixe (*gaz acide carbo-
nique*) (3), qui, sans cette précaution, vu son

(1) Voyez *Comment. de reb. in sc. nat. et med. gestis*,
vol. VI, pag. 454.

(2) *Voyez* l'endroit cité, pag. 91.

(3) D'après les expériences de *Hales* sur les grains de
froment, la quantité du gaz s'élève à un quart sur le tout, et
celle contenue dans la farine, n'est peut-être pas moindre.

élasticité et sa grande expansibilité, devient très-nuisible à l'estomac. *Van-Swieten* (1) est d'avis qu'on remédie à l'inconvénient qu'a la farine préparée de malt, en faisant légèrement germer les grains de froment et d'orge.

Brouzet (2) et quelques autres soutiennent que lorsque l'enfant, privé du lait de celle qui l'allaitoit, se trouve tout-à-coup abandonné à son plus grand danger, à l'art ou aux seuls conseils des bonnes femmes, il devient important de diriger toute l'attention vers le choix des alimens ; et, comme dans ce cas, la nourriture la plus saine et la plus naturelle est tirée du lait, on peut donc, quant à ce qui regarde la fluidité et les parties intégrantes, substituer celui d'ânesse ou de jument à celui de la femme ; et *Spielmann* (3), d'après les expériences savantes qu'il a faites à cet égard, compare les parties constituantes du lait de la femme, relativement à sa fluidité, à celles du lait d'ânesse et de jument, et il trouve celui de vache plus épais, et celui de chèvre et

----

(1) *Voyez* son ouvrage, à l'endroit cité ; p. 1, cap. v.

(2) *Voyez* son ouvrage, *de optimo recens nati alimento*, §. xvii.

(3) *Voyez* son ouvrage, à l'endroit cité.

de brebis le plus consistant de tous (1). Ces différentes espèces de lait exigeant, relativement à leur consistance, plus ou moins de forces digestives, sont donc d'autant plus nuisibles, et moins convenables à la nourriture de l'enfant, qu'elles renferment plus de parties butireuses et caséeuses. Néanmoins, l'usage le plus communément suivi a aussi décidé dans ce cas-là, et on se sert à cette fin de celui de vache, qu'on trouve par-tout et plus facilement. On fait bouillir le lait avant de le donner à l'enfant ; mais le sentiment de *Boerhaave,* relativement à cette préparation, mérite quelque considération ; car il la regarde non-seulement comme inutile, mais comme dangereuse, parce que l'action de la chaleur (prétend-il) dissipe la partie la plus considérable de ses principes délayans et fluides. Mais, quoique le lait paroisse subir un changement

---

(1) *Voyez* Boerhaave (*Element. chem.* tom. ii ; et *Van-Swieten,* dans son ouvrage ci-dessus cité, tom. iv, pag. 679), sont d'une opinion opposée, disant, que le lait de vache est plus gras que tous les autres laits : ce que *Spielmann* réfute dans son ouvrage cité plus haut, §. xviii ; aussi *Zimmermann,* dans le tom. ii de son ouvrage déjà cité, pag. 259, préfère-t-il le lait de chèvre à celui de vache, à cause de ses qualités plus fluides.

dans l'estomac, et souffrir par l'effet de la di-
gestion une coagulation (1), celle-ci, cependant, ne menace d'aucun danger quand la
masse coagulée n'est pas trop considérable, et
qu'elle n'est ni épaisse ni dure ; puisque l'action savonneuse de la bile et des autres humeurs
qui s'y mêlent, suffit à la dissolution de ces
sucs alimentaires. D'ailleurs, on juge facilement qu'un lait clair et limpide doit produire
de moins mauvais effets que le lait trop épais
et trop consistant de vache. Il faut donc chercher à corriger la trop grande consistance du
lait, en le coupant avec une légère infusion de
thé (2), ou bien avec une légère décoction d'orge, d'avoine ou autres ingrédiens semblables,
suivant le goût et suivant les conjonctures.
Néanmoins tous ces moyens, qui n'empêchent
pas quelquefois que les coagulations du lait ne

---

(1) Voyez *Van-Swieten*, à l'endroit cité, pag. 679 ;
et *Brouzet*, à l'endroit cité, pag. 113.

(2) Loeseke (*Therap. special.*) tom. IV, pag. 193,
recommande de ne pas prendre une quantité trop considérable de thé, pour qu'il ne produise pas, à cause de
ses qualités astringentes, des engorgemens dans les vaisseaux lactés, et particulièrement dans ceux des glandes
extrêmement délicats, afin qu'il ne devienne pas par-là
la cause de la consomption.

F

deviennent encore plus considérables par leur rancidité, accélèrent au contraire la formation de cette dernière. Dès-lors, l'estomac demeure chargé de parties indigestes qui l'incommodent, sans aucun profit pour la nutrition. Il seroit donc mieux de préférer aux moyens correctifs dont on vient de parler, la simple décoction d'un pain de froment bien cuit et nullement salé, parce que par la fermentation, les parties constituantes se trouvant plus atténuées, elles sont devenues plus solubles, et d'après cela, plus propres à la nutrition.

D'autres mêlent avec le lait des substances savonneuses, pour mieux dissoudre les parties tenaces de la matière caséeuse ; ces substances sont le sucre, les jaunes d'œufs, les amandes douces, etc. qu'ils broyent avec le lait. Le but que renferme cet essai tend à empêcher qu'il se précipite moins de parties caséeuses, particulièrement quand les amandes douces (1) ont été broyées avec le lait, qu'on regarde ainsi comme le plus doux et le plus agréable. *Cosner* (2) conseille aussi de broyer les amandes douces avec le lait de vache, pour diminuer

____

(1) *Voyez* l'ouvrage cité de *Spielmann*, §. XIX.
(2) *Voyez* son ouvrage déjà cité, pag. 240.

sa trop grande quantité caséeuse, et il est d'avis, ainsi que d'autres hommes de l'art, de corriger l'abondance des parties butireuses en y mêlant de l'eau, ce qui lui donne, ajoute-t-il, un nouveau degré d'utilité.

Van-Swieten (1) prescrit des pilules, composées de bile de bœuf, épaissie à une douce chaleur, de jaunes d'œufs et de savon de Venise, à la dose de quelques grains par jour, pris en une seule fois.

Quelques - uns donnent simplement aux enfans un petit–lait doux. Pour le faire, on bat le lait récemment tiré avec des œufs frais, on mêle et on triture ces substances ensemble, on les fait ensuite bouillir; pour lors, les parties les plus solides du lait se précipitent avec le blanc de l'œuf, se séparent plus ou moins de la sérosité, qui constitue ce que l'on appelle petit-lait doux. Ce lait, ainsi saturé, est empreint des parties savonneuses du jaune d'œuf, perd non seulement sa tendance à la coagulation, mais il devient encore extrêmement nourrissant et convient même aux estomacs les plus foibles: on peut y ajouter, pour les enfans un peu plus avancés, du biscuit,

_____

(1) *Voyez* son ouvrage, au lieu cité, pag. 684.

2

du pain blanc, de la crême de riz, et toute
autre substance agréable qui approche de
celle-ci.

D'autres encore (qui se croient plus sages)
prétendent faire éviter les inconvéniens à
craindre du lait, en en défendant absolument
l'usage ; ils veulent que l'enfant ne soit nourri
que d'une simple décoction d'orge, de gruau
d'avoine, de dattes et d'autres substances semblables et bien nourrissantes.

On doit concevoir, que par de semblables
moyens, l'estomac est chargé de substances
alimentaires, beaucoup plus indigestes et plus
visqueuses, qui se rapprochent infiniment
moins de l'économie animale que les précédentes, qu'elles sont enfin absolument supé-
rieures aux forces digestives ; car à fur et
mesure que l'obstruction des vaisseaux augmente, et que les forces vitales diminuent, tout
le système nutritif s'affoiblit, et une fois que
le bas-ventre s'est météorisé , toutes les autres
parties du corps s'amaigrissent et s'exténuent
à un tel point, que l'on voit les enfans ainsi
conduits, être attaqués d'une diarrhée d'une
matière aqueuse, accompagnée d'une fièvre
lente, fort souvent de tranchées cruelles et
de convulsions, qui terminent enfin la vie.

Rœderer (1) rapporte qu'on ne trouve pas toujours, à l'ouverture du corps de ces enfans, de semblables obstructions ou engorgemens scrophuleux des glandes et des intestins, mais que la phthisie nerveuse provient assez communément de la foiblesse des solides, et de l'épuisement des forces vitales. *Sidenham* (2) observe que le gonflement du bas-ventre de ces enfans doit fort souvent son origine aux évacuations trop abondantes.

§. X I V.

Dans le régime observé, relativement aux alimens préparés de bouillon que l'on donne souvent aux enfans, pour s'opposer à l'acidité qui se développe dans l'estomac, il faut avoir la plus grande attention de les proportionner à leurs forces digestives ; parce que la gelée tirée des parties animales par l'ébullition s'en trouve chargée, et que souvent les bouillons contiennent, suivant la nature de l'animal et la dureté des parties soumises à l'ébullition, une gelée très-visqueuse, et difficile à digérer, qui se change en une vraie colle, et

---

(1) *Voyez* son ouvrage *de phthisi infantum.*
(2) *Voyez* son ouvrage déjà cité , pag. 779.

dégénère ensuite en putréfaction; et il faut faire attention en même temps, que les humeurs circulantes chargées de ces parties gélatineuses, quoiqu'animalisées jusqu'à un certain point, sont trop crues pour que la foible action des vaisseaux de l'enfant puisse les élaborer davantage, et en préparer une bonne matière alimentaire ; c'est de-là qu'il arrive que son corps, devenu gras, se remplit de viscosités qui surchargent les vaisseaux, et que les muscles sont ordinairement très-foibles.

C'est d'après ce raisonnement, que *Walter-Harris* (1) observe que les sutures de la tête ne se consolident point, que l'enfant est attaqué de rachitis, de la toux convulsive, d'aphtes et de scrophules. On tient, selon *Ludwig* (2), tous ces accidens pour preuve d'une grande foiblesse, aussi-tôt que la vivacité et la gaillardise de l'enfant disparoissent totalement, et lorsqu'il ne peut plus faire usage de ses jambes, et par le développement tardif du corps et de la dentition; parce que les sucs nourriciers moins bons, distendent plutôt les vaisseaux et les cellules, qu'ils ne favorisent les

____

(1) *Voyez* son ouvrage cité, pag. 14.
(2) *Voyez* son ouvrage, *de celer. obesit.* pag. 11.

parties solides, en se déposant sur les fibres de ces parties ; bien plus, les alimens visqueux et gluans infectent fort souvent la masse du sang par leur acrimonie et par l'engorgement, ce qui donne lieu à des suites fort fâcheuses, telles que des abcès de mauvais caractère, l'engorgement des intestins et des viscères ; et de celles-ci naissent la fausse péripneumonie, la fluxion de poitrine et la suffocation, attendu que le sang ne peut plus circuler librement dans les poumons ; on a même vu suinter une espèce de gelée par les vaisseaux exhalans des intestins, et *Buchwald* (1) a remarqué, à l'ouverture des cadavres, que tous les intestins avoient contracté adhérence entr'eux, accident qu'il attribue à l'usage immodéré de la viande.

Cependant, on peut permettre à un enfant, en raison de sa foiblesse, un bouillon léger d'animaux, jeunes et tendres, comme étant d'une digestion facile, et plus propres à fournir une bonne matière nutritive, principalement quand on mitige par les alimens

___

(1) *Voyez* ses observations, tom. vi de la bibliothèque de *Haller*, pag. 784. *Meckel* croit que ces alimens causent l'adhérence du péricarde avec le cœur. Voyez (*Commentarii de rebus in scientia naturali et medicina gestis*), vol. vi, pag. 63.

légèrement acides, qu'on donne de temps en temps, cette acrimonie alkaline, que produisent les mets de viandes.

C'est avec de semblables précautions que l'on peut, suivant *Van-Swieten* (1), permettre de temps à autres ces alimens aux enfans.

L'époque fixée par *Ballexerde* (2) pour permettre aux enfans l'usage de la viande, est celle où les dents mollaires ont poussé. *Harris* (3) observe que l'usage prématuré de la viande a des suites fâcheuses, telles que l'indigestion putride, les vers, etc.; mais ces accidens viennent sur-tout des viandes rôties et assaisonnées; et *Haller* (4) regarde avec fondement la viande trop grasse comme l'aliment le plus dangereux; parce qu'il séjourne trop long-temps dans l'estomac, qui ne se débarrasse que très-difficilement (5), et qu'ensuite par sa tendance à la corruption, elle contracte très-facilement la rancidité. La gelée, au contraire, que l'on retire par la simple ébullition, et qui a moins de tendance à la corruption,

(1) *Voyez* l'endroit cité, pag. 687.
(2) *Voyez* l'endroit cité, pag. 93.
(3) *Voyez* l'endroit cité, pag. 8.
(4) Voyez *Elem. physiolog.* tom. VI, pag. 211.
(5) Voyez *id.* pag. 324.

fournit une très-bonne nourriture. Il faut seulement faire attention à ce que son usage trop fréquent et immodéré ne produise dans les humeurs du corps une acrimonie dominante, et ne devienne la cause des suites les plus fâcheuses dans les maladies (1).

On doit prendre les mêmes précautions à l'égard des œufs, parce qu'ils épaississent la boisson et les alimens dès qu'ils y sont mêlés, quoique les parties du jaune d'œuf, qui se rapprochent beaucoup de la nature animale, puissent en vertu de leurs qualités savonneuses, très-bien convenir dans les cas où il existe des saburres dans les premières voies (2).

Mais, comme la plupart des maladies des enfans dépendent de la trop grande quantité d'alimens (3) que l'attachement insensé et la

---

(1) DETHARDING (*de facie a variolis præserv.*); HALLER (dans le tom. v de sa *Bibliothèque-pratique*, pag. 638); RŒDERER (*de morb. variol.* pag. 39); KIRKPATRIK (*de inocul.* édition allemande, pag. 39,) et une infinité d'autres observent que la petite vérole, qu'on peut ranger parmi les maladies de cet âge, devient maligne chez les enfans qui ont été nourris de trop bonne heure avec de la viande.

(2) Voyez *Van-Swieten*, à l'endroit cité, pag. 684.

(3) *Voyez* l'Avis au peuple de *Tissot*, §. CCCXLVI.

foiblesse d'une mère ne savent pas refuser, on
doit avoir essentiellement égard au degré bien
proportionné, à l'âge et aux forces de l'enfant.
Il vaut donc mieux les augmenter à mesure
que les forces se développent, et les diminuer
en raison de la foiblesse, de manière que le lait
leur soit uniquement accordé dans le premier
temps. Mais, quoiqu'on ne puisse fixer pour
ces cas-là une règle générale et invariable ou
certaine, il est toutefois bon d'observer de ne
pas recourir aux alimens, aux moindres cris
des enfans. Il faut le faire uniquement quand
la faim et l'appétit naturel les demandent ; ce
qu'on reconnoît à la vacuité et à la souplesse
de leur ventre.

De même que cette observation se rapporte
particulièrement à l'âge tendre de l'enfant, il
ne faut pas moins s'y conformer lorsqu'il est
plus avancé, qu'il commence à marcher, à
faire des mouvemens, et que son corps, d'après
les règles établies jusqu'à présent, a acquis
suffisamment de forces. C'est dans ce dernier
cas que les alimens liquides, qui consistent la
plupart dans des bouillons, ne sont plus suffi-
sans, et ne conviennent même pas ; parce qu'ils
affoiblissent et relâchent le tissu des parties
solides, rendent l'estomac et le canal intesti-

nal trop délicats, et incapables de digérer les alimens solides, en prédisposant le corps affoibli de la sorte à toutes les maladies qui naissent des changemens extraordinaires de choses non naturelles. Il en est de la nature de l'estomac et de chaque muscle, comme de cette façon de nourrir, puisque l'estomac et tous les muscles se fortifient par l'exercice et l'action, et s'affoiblissent tellement par le repos et l'inaction, qu'ils tombent dans une sorte de paralysie. Aussi, c'est d'après un tel motif que *Ballexerde* (1) rejette la trop grande quantité de bouillon et d'alimens trop liquides, autant que la nourriture trop simple et trop uniforme, parce que le résidu de ces substances mal digérées, prépare petit à petit une substance acide ou alkaline, répand à la fin dans la masse des humeurs une acrimonie dominante, qui ne peut être corrigée par le résidu des alimens pris postérieurement, ni être évacuée par la nouvelle action du mouvement péristaltique.

Il est donc certain que si l'on a bien égard à la nourriture de l'enfant dès l'âge dont il s'agit, son corps en acquerra non-seulement plus de force et plus d'énergie, mais il devien-

____

(1) *Voyez* l'endroit cité, pag. 125.

dra plus capable encore de digérer les alimens les plus solides, sans même excepter la viande salée, les choux confits, pois, fèves, lentilles et autres légumes semblables; mais il faut observer aussi qu'il faut y habituer les enfans par degré, et avoir la plus grande attention de n'en point surcharger leur estomac; car ce n'est qu'en évitant les imprudences que les organes digestifs se fortifient et se développent, au point qu'on les voit successivement prendre des alimens durs et indigestes, sans le moindre inconvénient, qu'ils corrigent par leurs propres forces les défauts de la digestion, et même les effets de la gourmandise.

On pourroit en dire autant de la boisson; et quoique la nature paroisse l'avoir spécialement destinée d'après le degré de la chaleur animale, et que les boissons froides, prises particulièrement pendant la nuit, occasionnent ordinairement aux enfans divers accidens fâcheux, puisqu'elles épaississent le chyle, obstruent les glandes mésenteriques, et provoquent le dévoiement (1), cependant le corps d'un enfant, même vigoureux, peut

______

(1) Voyez *Hist. morb. Vratislav.* pag. 340; et *Storch.* tom. III des maladies des enfans, pag. 204.

être de même incommodé par une boisson
tiède, qu'une mère toujours trop indulgente
lui donne avec profusion, parce que l'eau
tiède entretient la laxité des parties solides,
que l'enfant a contractée dans le sein de sa
mère, et que ce relâchement ou atonie prédis-
pose particulièrement le corps aux maladies.
Ainsi, une boisson froide, et notamment l'eau
pure, de même les boissons fermentées, comme
la bière, le vin, sont plus salutaires à un enfant fort et vigoureux, quoique *Kruger* (1),
de même que *Harris* (2), excluent toutes les
boissons fermentées du régime de l'enfant, et
que *Ludwig* (3) craigne qu'elles n'attirent des
accidens aux os, par le développement acide
résultant d'une foible digestion, et singulièrement à ces os qui exigent encore une nourriture plus parfaite, et qu'une partie de l'alkool enfin, ne dérange les vaisseaux extrêmement mous du cerveau (4).

Ce qui vient d'être dit ne doit cependant
occuper précisément l'attention et les précau-

---

(1) *Voyez* l'endroit cité, pag. 79.
(2) *Voyez* l'endroit cité, pag. 8.
(3) *Voyez* l'avant-propos sur l'ouvrage de *Nesbit*
(Osteog.) pag. 8.
(4) Voyez *Desessarz*, à l'endroit cité, pag. 325.

tions, que du côté de l'abus de ces boissons ; parce que c'est avec raison que l'on peut attendre quelqu'utilité des qualités fortifiantes et légérement astringentes du vin (1), qui conviennent d'ailleurs fort bien pour redonner du ton aux fibres relâchées, comme il peut prévenir la trop grande accumulation des viscosités ; il est même recommandé pour remédier à la formation des vers, si communs à cet âge (2). On n'approuve nullement l'abus que l'on pourroit en faire, attendu qu'en voulant fortifier les fibres du corps de trop bonne heure, on en arrêteroit le développement, et cet inconvénient, vu la souplesse des solides, s'étend jusqu'au cœur, et c'est ce qui arrive quand on s'avise de donner aux enfans de l'eau-de-vie de trop bonne heure (3). On peut

---

(1) Voyez *Luder*, à l'endroit cité , §. xviii ; et *Ballexerde*, à l'endroit cité, pag. 66.

(2) *Voyez* le tom. i du *Magasin de Brême*, pag. 67.

(3) *Voyez Ballexerde*, à l'endroit cité, pag. 95. *Rosen*, tom. vi de la Bibliothèque-pratique de *Haller*, pag. 734 ; Monro (*Osteol.* pag. 52) ; Haller (tom. vi, *Elem. physiolog.* pag. 252) ; Kruger, dans son liv. *de Diæta*, pag. 44, observent que l'esprit-de-vin peut produire ces accidens.

même encore accorder l'usage très – modéré
du café, dans les seules vues de fortifier,
quand on a permis à l'enfant de manger des
substances difficiles à digérer ; mais en général, il est essentiel d'observer, en ce qui
concerne la boisson, qu'il n'en doit être accordé qu'une quantité moindre, à cause de la
prépondérance des humeurs liquides sur les
parties solides, et par rapport au relâchement
considérable de toutes les parties.

On peut mettre avec raison, sur la liste des
abus, l'usage du sucre et des substances su-
crées, avec lesquelles les mères gâtent leurs
enfans.

Le sucre renferme un sel doux, enveloppé
dans un mucilage également doux et onc-
tueux, et d'après cela, il est regardé par plusieurs comme dangereux, parce qu'on pré-
tend qu'il engendre beaucoup de viscosités,
qu'il favorise la naissance des vers, en épai-
sissant les humeurs ; c'est d'après cette observation qu'il est essentiel de raisonner particulièrement sur cet objet. Or, comme les qualités savonneuses du sucre sont démontrées
d'un côté par les parties constituantes, et
d'un autre côté par les diverses expériences

faites à cet égard (1), on n'a donc point à craindre les inconvéniens qui viennent d'être mentionnés; mais il peut bien, au contraire, devenir d'une grande utilité, parce qu'il dissout les viscosités, délaye les humeurs, et même le sang, comme le prouve *Schwenk* (2), par ses essais, et c'est d'après ce même fondement, qu'il est fort salutaire aux personnes dont le corps est rempli de viscosités; parce qu'il détruit les foyers vermineux, qu'il sert encore, à cause de ses qualités savonneuses, à favoriser la digestion des alimens, qu'il s'oppose à la coagulation du lait, délaye les alimens glutineux, et (si on n'en abuse pas) contribue essentiellement à l'élaboration ultérieure des substances oléagineuses; mais en même temps, si on en abuse, il produit des maux considérables, et favorise, chez les personnes adultes, les affections hypocondriaques (3), soit par la trop grande dissolution

---

(1) *Voyez* NEUMANN (*Chem.* tom. I, pag. 1069); BOERHAAVE (*Chem.* tom. II, pag. 159), regardent le sucre comme le savon le plus pur, possédant la vertu de s'unir à toutes les humeurs visqueuses.

(2) Voyez son ouvrage (*Haematolog.*) pag. 189.

(3) Voyez *Zimmermann*, à l'endroit cité, pag. 281.

des humeurs, soit par le relâchement des parties solides, soit par une plus grande irritation. On peut ajouter que, pris en trop grande quantité, il peut, à cause de ses qualités savonneuses, empêcher la formation de la substance adipeuse, et devenir dangereux aux personnes maigres ; ce qui a été observé par *Boerhaave* (1) et *Théoph.* Lobb (2) semble bien le confirmer, lorsqu'il dit, que les mêmes inconvéniens résultent autant de l'abus du sucre, que de l'usage immodéré des fruits et de l'eau. Mais il faut aussi porter une très-grande attention sur les suites fâcheuses, qui sont communément les effets d'un trop grand relâchement, d'une dissolution et d'une fermentation trop grandes, et particulièrement lorsqu'elles surviennent à des femmes hypocondriaques, hystériques, ou qu'elles attaquent toute autre personne, qui a le système nerveux très-sensible, par la raison qu'une constitution semblable est bien plus fortement attaquée, soit par l'action stimulante, soit par la plus grande abondance d'acides qui se développent.

Les suites qui viennent de l'usage de la pâ-

------

(1) Voyez *Chem.* tom. ii, pag. 159.
(2) Voyez (*Exper. circa calc. podagr.* pag. 274).

tisserie sont encore plus fâcheuses, parce que cette substance, prise avec l'excès de la friandise ou de la gourmandise, surcharge l'estomac, et se convertit en une masse tenace et rance.

Les suçons faits de biscuits, de pain mâché et mélangé avec du sucre, sont de même très-nuisibles aux enfans, par rapport à leur acidité quand on la néglige, ou par la grande quantité d'air que l'enfant avale par la succion, de telle sorte, que par la trop grande distension de l'estomac, il survient des nausées et des vomissemens.

§. X V.

On doit également comprendre, parmi les soins qu'exige le régime de l'enfant, ceux qui sont relatifs au sommeil, aux veilles et aux mouvemens. C'est l'intention de la nature elle-même, que l'enfant dorme d'autant plus long-temps, qu'il est encore peu avancé en âge, et d'autant moins qu'il y a de temps écoulé depuis sa naissance. L'enfant semble dormir continuellement dans le sein de sa mère, parce qu'il n'est presqu'aucunement animalisé, et qu'il mène, pour ainsi dire, une vie végétale,

n'ayant aucune idée qui provienne de l'affection des sens, et qu'en outre il a, dans cette
situation, le cerveau encore très-mou (1). C'est
d'après cela que l'enfant qui vient de naître (2),
dort la plupart du temps, et ce sommeil qui
semble le nourrir, ne peut être remplacé par
aucun autre moyen ; mais à mesure que les
forces du corps se développent, le sommeil
diminue (3). On voit, d'après cela, que les
insomnies de longue durée sont contre nature, et dangereuses pour l'enfant, et qu'elles
ont toujours pour causes des obstacles exté-
rieurs ; que ces causes viennent de l'emmaillottement trop serré, des impuretés ou de toute
autre chose raboteuse, piquante et capable de
blesser : elles peuvent encore provenir d'une
irritation interne, occasionnée par les maux
d'estomac, ou bien d'une sensation doulou-
reuse, qui provient d'autres causes morbifiques.

---

(1) Voyez *Haller* dans ses remarques sur *Boerhaave*
(*Prælection.* §. 5g9, remarque v).

(2) Voyez *Van-Swieten*, pag. 65g.

(3) Haller (*Element. physiolog.* pag. 254) attribue
le long sommeil des enfans à la très-grande douceur de
leur sang, comme il attribue le sommeil abrégé des
vieillards à un sang moins doux.

Aussi *Tissot* (1), parmi d'autres bonnes règles de diète, conseille-t-il de ne jamais rompre ni diminuer le sommeil de l'enfant, de le faire coucher dans un lieu bien pur, bien aéré, et qui ne soit ni trop petit, ni trop échauffé, en observant de ne point surcharger son berceau de couvertures.

Quant au berceau et à la position de l'enfant, il faut qu'il ait toujours la tête un peu relevée, attendu que, dans une position horizontale, ou dans celle où la tête est trop renversée en arrière, le sang est poussé avec impétuosité vers le cerveau, qui est encore presque tout à fait liquide, et d'après cela très-mou ; une telle position devient fort pernicieuse. C'est ce que *Lower* (2) remarque en particulier des enfans continuellement tourmentés par les maladies et les convulsions. Du reste il faut observer comme un autre point capital, de ne jamais faire coucher les enfans déjà un peu plus avancés en âge avec de vieilles personnes, parce que celles-ci ; étant recréées par leurs douces et bonnes exhalaisons, elles leur soutirent à l'instar des plantes parasites,

____

(1) Voyez son *Avis au peuple*, §. cccxlvi , n°. 3.
(2) *Voyez* son ouvrage (*de Corde*) , pag. 169.

les fluides les plus subtils ; c'est ce que *Ballexerde* (1), de même que *Huxham* (2) et
beaucoup d'autres, rapportent très-judicieuse-
ment dans leurs observations. *Boerhaave*, qui
n'est pas d'une opinion différente sur ce même
point, assure que les forces d'un corps sain
peuvent être absorbées et subtilisées par un
corps décrépit ; car de jeunes filles qui couchent avec de vieilles femmes dépérissent à
vue d'œil, tandis que celles-ci semblent reprendre une nouvelle santé (3). *Ramazzini* (4)
cite pour exemple, qu'une jeune fille de dis-
tinction, qui partageoit en commun et la
chambre et le lit de son aïeule, maigrissoit jusqu'à l'exténuation, sans pouvoir par aucun
moyen recouvrer la santé, mais qu'enfin,
éloignée de cette aïeule, et ayant repris ses
habitudes avec des jeunes personnes de son
sexe, sa santé ainsi que son embonpoint se ré-
tablirent parfaitement. *Desessarz* (5) cite
également l'exemple d'une jeune fille qui avoit

---

(1) *Voyez* l'endroit cité, pag. 98.
(2) Voyez *Opusc.* tom. 1, pag. 47.
(3) *Voyez* le tom. vi, *Prælection.* pag. 353.
(4) *Voyez* l'endroit cité, pag. 13.
(5) *Voyez* l'endroit cité, pag. 126.

BIBLIOTHÈQUE ROYALE

coutume de coucher avec une vieille femme, et qui, comme celle dont on vient de parler, s'étoit procuré la santé aux dépens de celle de la jeune fille. *Galien* (1) même, consulté par un vieillard sur la défaillance de ses forces, vouloit qu'il couchât avec un enfant, afin que son bas-ventre en fût échauffé : il y a encore nombre d'observations, rapportées par plusieurs auteurs (2), qui confirment la vérité de tout ce qui vient d'être dit, et par conséquent l'utilité de cet expédient.

Les mouvemens et l'exercice que l'on fait faire à l'enfant selon son âge et ses forces, sont encore de la plus grande importance pour fortifier son corps, et c'est sur ce point que l'on commet des erreurs très-grossières. Cette observation est principalement applicable à cette méthode généralement suivie de bercer les enfans, pour les calmer et les endormir. Ce mouvement a ses avantages à la vérité, en ce que,

______

(1) Voyez *Meth. med. lib.* VIII, *c.* VII.

(2) *Voyez* Baco de Vérulam, *hist. vitæ et mort.* p.161. *Van-Swieten* cite, d'après *Forestus* et *Cappivaccius*, des exemples de phthisie, heureusement guérie, après avoir fait tirer le lait des seins d'une femme par les malades, et après les avoir fait coucher avec des nourrices bien portantes.

par les secousses douces qu'il produit, le corps
de l'enfant gagne des forces, ensuite parce que,
par l'agitation de l'air qui en résulte, les poumons en sont plus efficacement dilatés ; on
ajoutera encore que, ce mouvement excitant
des respirations plus fortes et plus copieuses
de la part de l'enfant, les extrémités des artères
s'en trouvent ébranlées, acquièrent de l'action
et réagissent sur les humeurs (1). Mais aussi,
cet usage de bercer a ses inconvéniens, lorsque
le mouvement devient trop rapide et trop iné-
gal ; il communique non-seulement au corps,
mais encore à l'estomac de l'enfant, des secousses qui excitent souvent des vomissemens
de lait grumelé, des douleurs d'estomac, dé-
pendantes de l'acrimonie qui irrite l'orifice
cardiaque, opère des coagulations de lait (2),
et produit, par l'ébranlement du cerveau et des
fibres nerveuses extrêmement délicats, non-
seulement l'insensibilité et le vertige (3), mais

---

(1) Voyez *Platner*, à l'endroit cité, p. 11, pag. 144.

(2) *Voyez* le tom. IV de l'ouvrage cité de *Van-Swieten*,
pag. 680 et 681.

(3) Voyez *Ballexerde*, à l'endroit cité, pag. 70. *Desessarz*, à l'endroit cité, pag. 114, croit que le mouvement
du berceau produit plutôt une sorte de stupeur et une
légère attaque d'apoplexie, qu'un véritable sommeil.

même des vomissemens et des mouvemens convulsifs : du moins il s'opère dans les vaisseaux qui se dilatent par le mouvement fréquent et par la pression, de même que dans les fibres du cerveau, un tel changement, que le moindre accident peut occasionner un mouvement épileptique, et la tête peut acquérir aussi par les secousses violentes une très-grande foiblesse (1). Il est donc essentiel de remarquer que ces accidens deviennent d'autant plus fâcheux, que la tête de l'enfant a été violentée et affoiblie dans le passage étroit du bassin. On doit, au reste, bien aisément concevoir combien il est dangereux de bercer l'enfant aussi-tôt après qu'il a pris des alimens, ou combien plus pernicieux encore peut devenir le mouvement, lorsqu'il y a de la fièvre; parce qu'il accélère singulièrement la circulation, engendre les convulsions, même des maladies épileptiques, en réalisant de plus des troubles bien plus grands dans le cerveau (2). Tous les autres genres d'exercices et de mouvemens ne doivent avoir lieu qu'avec certaines

(1) Voyez *Kruger*, à l'endroit cité, pag. 72; et (*Nov. Act. phys. med.* tom. 1, pag. 84.)

(2) Voyez *Platner*, à l'endroit cité, pag. 145.

précautions, puisque le corps de l'enfant, ses intestins et viscères se trouvent encore trop délicats, les os trop mous et trop foibles, et que ses apophyses naissantes sont encore cartilagineuses.

Il peut encore résulter des maux à l'infini, de la manière de porter l'enfant sur le bras, de la manière de les amuser, et de ces mouvemens inconsidérés qu'on fait faire à son corps. Toutes ces choses, dit *Monro* (1), méritent une attention particulière, par rapport à la nature cartilagineuse de l'apophyse odontoïde de la seconde vertèbre du col, afin de ne pas laisser pencher trop en arrière la tête de l'enfant lorsqu'on le sort du lit, ou quand on le porte sur les bras, ce qui ne se feroit point sans une lésion considérable de cette apophyse. Il faut sur-tout éviter ces mouvemens dangereux, jusqu'à ce que les muscles aient acquis de la solidité et plus de forces.

. Les autres inconvéniens qui naissent de la mauvaise façon de porter les enfans sur le bras, ou de l'attitude qu'on leur laisse prendre sur ces chaises faites exprès pour les asseoir, sont, que leur corps penché trop long-temps

______

(1) Voyez (*Osteol.* pag. 272).

en avant, les vertèbres dorsales et lombaires qui sont encore en grande partie cartilagineuses, se trouvent tellement violentées et pressées de derrière en avant et de haut en bas, qu'elles compriment les vaisseaux, empêchent la nutrition, et forment entre les dernières vertèbres du dos et les premières vertèbres des lombes une bosse, difformité que *Ludwig* (1) atteste lui-même par ses propres observations. Le même accident peut avoir lieu, lorsqu'on porte constamment l'enfant sur le même bras, de manière que la colonne vertébrale s'incline avec les côtes, dont la direction est nécessairement changée du côté opposé, et occasionne presqu'inévitablement une difformité sur ces parties ainsi comprimées et nourries irrégulièrement. C'est ainsi que le même accident peut se manifester au col du fémur, où se trouve une très-grande épiphyse; parce que, par la forte compression, elle change de forme, se casse même, comme l'observe *Van-Swieten* (2), lorsque l'enfant porté sur le bras s'incline brusquement en arrière. Tous ces accidens peuvent de même

---

(1) *Voyez* l'Avant-propos (*Osteog. de Nesbit.* p. 19).
(2) *Voyez* le tom. 1 de son ouvrage cité, pag. 599.

arriver aux autres membres, quand la nourrice ou toute autre, selon une très-mauvaise manie, élève un enfant en l'air par les bras (1), ce qui peut non-seulement occasionner une luxation, mais le décollement même de l'épiphyse. Ces jeux imprudens, par lesquels les nourrices jettent l'enfant d'un bras à l'autre, ne sont pas moins dangereux, et sur-tout, lorsque brûlant d'impatience de faire tenir cet enfant sur ses jambes, elles le laissent subitement tomber sur les pieds ou sur les genoux, ce qui doit nécessairement léser les extrémités encore cartilagineuses des os, sans même excepter ceux des hanches ; car, d'après l'observation de *Desessarz* (2), les têtes rondes et cartilagineuses des os longs, de même que les cavités articulaires encore très-délicates, s'usent et s'élargissent pour ainsi dire par ces secousses, et ces accidens ne se manifestent que fort tard. Il résulte encore des accidens plus funestes, lorsqu'une nourrice ou une bonne, ayant l'enfant assis sur le bras, le jette pour ainsi dire en l'air et le laisse tomber

---

(1) *Voyez* l'écrit de Reichel (*de epiphys. ab ossium diaph. diductione,* §. VIII).

(2) *Voyez* l'endroit cité , pag. 139.

brusquement, et que voulant le garantir de la chute, elle place une main sous les fesses, et l'autre main sous la poitrine et les côtes, et comprimant ainsi non-seulement la poitrine, mais violentant et tordant même les côtes, elle cause à l'enfant le plus grand mal. Tout ceci est également constaté par *Huber* (1), d'après l'ouverture des cadavres (2).

Van-Swieten (3) observe que la forme étroite du bassin des femmes, et les accouchemens difficiles qui en deviennent la suite, doivent leurs causes à cette habitude de laisser les filles, lorsqu'elles sont encore fort jeunes, trop long-temps sur leur séant, attendu que par-là, le coccix et le sacrum sont poussés trop en avant.

La délicatesse des membres et des os d'un enfant, exige les précautions les plus grandes dans tous les genres de mouvemens; de sorte qu'il vaudroit mieux, pour favoriser la nutrition uniforme des os, laisser l'enfant dans son berceau, ou du moins le porter bien moins fréquemment, c'est-à-dire, jusqu'à ce que son

---

(1) *Voyez* le tom. ix du *Magasin de Hambourg*, pag. 641.

(2) Voyez *Luder*, endroit cité, §. xvi.

(3) *Voyez* à l'endroit cité, pag. 538.

(109)

corps ait acquis plus de forces par l'âge : mais aussi, lorsqu'il est plus avancé, on peut l'exercer à marcher et à se tenir de bout. Cet exercice cependant demande encore des précautions, attendu qu'il présente de nouvelles difficultés ; parce que chez les enfans foibles, et sur-tout chez les enfans d'un embonpoint extraordinaire (1), le poids du corps produit quelquefois des courbures aux fémurs, aux os des hanches et à la colonne vertébrale, d'où naît une difficulté de marcher, qui dure toute la vie ; car, par une suite bien sensible de la foiblesse des ligamens et des cartilages, il arrive que les épiphyses (quand bien même elles ne se décolleroient pas) forment néanmoins une saillie au-dehors (2), et déterminent une certaine difformité sur les membres, d'où se développe leur figure torse ou courbe, et ce que l'on appelle communément *pieds noués* (3). Quelquefois aussi, le col du fémur étant déprimé par le poids du corps, de manière à former un angle droit avec l'axe du corps, la progression ne se fait qu'avec une vacillation considérable

---

(1) *Voyez* Ludwig (*de obesit. cel.* pag. 11).

(2) Voyez *Platner*, à l'endroit cité, p. 1, pag. 189.

(3) *Voyez* Ruysch (*Advers. anat. dec.* 11, pag. 16).

du tronc ; parce que la distance des fémurs est plus grande, ou que l'axe du tronc étant, par la même raison, jeté de droite à gauche et de gauche à droite, l'enfant imite la marche du canard, et sans cela, le point de gravité sortiroit de toute nécessité de sa base.

On rejette cependant, et presque toujours, tous ces phénomènes sur un commencement de rachitis, tandis qu'ils ne sont que les suites des tentatives imprudentes des mères, des nourrices et des bonnes qui veulent forcer la nature. *Heuermann* (1) explique les suites fâcheuses qui surviennent quand on laisse l'enfant long-temps debout : c'est que, dit-il, la pression de tout le corps se dirigeant sur cette partie de la cavité cotyloïde, formée par la réunion cartilagineuse de plusieurs os, et que n'ayant pas encore assez de consistance, ni même sa force convenable, elle cède peu à peu à cette pression, et acquiert par-là une forme contre nature, d'où provient la claudication, ce qui se voit souvent, lorsqu'on renferme l'enfant dans une espèce de panier fait d'osier ou en charpente, qu'on nomme communément chariot d'enfans, et dans lequel il

____

(1) *Voyez* l'endroit cité, tom. III, pag. 175.

est obligé de rester sur ses pieds pendant six et sept heures de la journée.

Les lisières, par le moyen desquelles on croit faciliter à l'enfant la faculté de marcher, produisent des suites, telles que celles que l'on vient de décrire, sur les os délicats de la poitrine et sur les omoplates, autour desquelles on les assujétit pour soulever le corps ; car, du moment que l'on attire les omoplates en haut par l'action de ces lisières, et que la tête se porte naturellement en avant en appuyant sur la poitrine, il doit nécessairement résulter de ce mouvement une pression capable d'empêcher d'une manière uniforme la nutrition des os (1) de la cavité torachique.

La nature fort souvent fait, à peu de frais, ce que l'homme ne peut tenter impunément et sans beaucoup de peine ; car, à mesure que les forces de l'enfant augmentent, il est excité, par son propre instinct, à faire des mouvemens et des tentatives pour marcher ; dès-lors, on peut aisément venir à son secours, pour le garantir des chutes qui pourroient occasionner des suites fort fâcheuses sur les différentes

______

(1) Voyez *Ludwig*, à l'endroit cité, pag. 21 ; et *Desessarz*, à l'endroit cité, pag. 458.

parties de son corps , et sur-tout sur les os , comme des fractures, la commotion de la masse cérébrale, etc. (1) accidens qui peuvent être garantis , ou rendus bien moins fâcheux en leur mettant un bourrelet.

Il n'est pas possible de passer sous silence un autre genre de badinage, qui a de même des inconvéniens dangereux, comme les jeux et ridicules manies des bonnes ou nourrices, que l'on vient de passer en revue. Il est des gens (et parmi les hommes très-particulièrement) qui, par plaisanterie, prennent un en-fant par la tête, en appliquant chaque main contre l'oreille pour l'élever en l'air, et pour lui faire, comme on dit vulgairement, voir les anges ou son grand-père. Par cette plaisante-rie perfide, les ligamens des vertèbres s'alon-gent, leurs articulations se déplacent au moin-dre mouvement du corps de l'enfant ainsi

---

(1) *Bertin* observe que les accidens qui surviennent aux pariétaux sont très-fâcheux , parce que les artères rampent sur leur face interne. On peut voir dans l'ou-vrage de *Vandermonde*, à l'endroit cité, p. v, art. vii, qu'un épanchement de sang fut suivi, quoique bien tard , de la mort , sans avoir été précédé d'aucun symp-tôme.

suspendu, dont il peut résulter ou une mort subite, ou pour diminutif, un torticolis.

§. X V I.

Ce dernier paragraphe ne sera pas moins susceptible d'une très-grande attention de la part des mères trop idolâtres de leurs en-fans. Leur habillement, sur lequel les sollici-tudes des aïeules et des parens qui attendent avec impatience leur nouvel hôte, ont une très-grande influence, les dépenses faites d'a-vance pour le linge avec lequel on enveloppe et lace les bras, l'ombilic, le bas-ventre, la tête, les mains, les pieds, et avec tout ceci le corps, comme si l'on appréhendoit ou la fuite ou le ravissement de l'enfant, ces dépenses, dira-t-on, qui sont des folies prématurées re-lativement à celles qui suivront, sont toujours coûteuses, en ce qu'elles sont pour la plupart inutiles.

Ah ! qu'ils sont donc étranges, qu'ils sont même cruels, ces sentimens tendres des aïeules et des mères pour leurs descendans ! Combien est dur cet empire d'un sexe aimable dans une circonstance semblable, puisqu'il s'en prévaut encore, pour ainsi dire, au milieu des douleurs

H

où du moins dans le plus grand affaissement de toutes ses forces physiques et morales, lors-que l'enfant, qui, jusqu'alors, sous les auspices de la nature, nageant dans le sein de la mère, environné de fluides tièdes et doux, jouissant sans gêne du mouvement de ses membres, de ses articulations, et reposant avec tranquillité son corps, ses bras, ses jambes et ses cuisses mollement fléchis, semble lui dire, aussi-tôt après la section du cordon ombilical, que d'après les loix de la nature, il est devenu libre !

Mais aujourd'hui, les règles de la mode sont préférées aux loix et aux intentions de la nature. On débute, aussi - tôt que l'enfant est sorti de sa première demeure, par étendre son corps et ses membres; on l'emmaillotte, on le serre, on en forme une tige immobile, et on le renferme sous les couvertures, de même que les Égyptiens en usoient à l'égard de leurs momies, lorsqu'ils les renfermoient dans un tombeau. Le pauvre mutilé ne tarde pas à faire connoître par ses cris, par ses gémissemens, par ses larmes, par ses agitations, sa situation déplorable; et la mère, qui attribue tout au besoin d'alimens, lui tend les seins, ou bien on le tourmente encore (en le délivrant pour un instant de ses liens) avec des lavemens et des médicamens très-déplacés dans un cas pareil.

On est cependant bien éloigné de soutenir que le corps très-délicat d'un nouveau né, dont les os ont la mollesse de la cire, n'exige impérieusement tous les soins imaginables; que les articulations foibles des os ne demandent d'être soutenues et retenues en leur place par le secours des bandes, vu la foiblesse des ligamens, afin que le trop grand mouvement des membres et la position oblique du corps, qui penche sur un seul côté, ne produisent pas une torsion, une difformité, ou d'autres accidens dans le développement des parties, ou qu'un attouchement rude ou inconsidéré n'effectue une distension, un affoiblissement, et peut-être même le décollement des épiphyses très-délicates, ce qui peut très-facilement arriver aux apophyses des vertèbres, qui sont en grande partie cartilagineuses.

Quelque respectable que puisse être l'autorité de *Thebesius* (1), lorsqu'il fait mention des avantages (2) que procure l'emmaillotte-

______

(1) Voyez *Nov. act. nat. cur.* tom. 1, *obs.* XVI.

(2) Voyez *Platner*, à l'endroit cité, p. 1, pag. 102, 103. *Van-Swieten*, à l'endroit cité, pag. 665.

ment fait convenablement, et des désavantages
qui surviennent pour l'avoir négligé de trop
bonne heure, on est forcé de convenir aussi,
que les inconvéniens qui viennent des soins
outrés à cet égard, et des violences faites à la
nature par les bandes qui servent à l'emmaillottement, sont peut-être encore plus considérables que les bons effets que l'on croit en
tirer. D'abord, un emmaillottement trop serré
comprime les vaisseaux de la peau, et gêne en
même temps la circulation du sang, et celui-ci,
en se reportant vers le cerveau, en distend et
en affoiblit tous les vaisseaux tendres et délicats, au point qu'on a à craindre, ou des convulsions (1), ou les autres maladies de la tête,
ou enfin, de voir empirer les suites de la dentition.

Platner (2) a observé que l'emmaillottement
trop serré, a produit une inflammation érysipélateuse sur toute la surface du corps. *Desessarz* (3) attribue cette quantité considérable

---

(1) *Desessarz* a observé (au lieu cité , pag. 99) que
les convulsions diminuoient ou cessoient dès l'instant
que les bandes avoient été desserrées.

(2) *Voyez* l'endroit cité.

(3) *Voyez* l'endroit cité, pag. 93 et 94.

d'urine que rendent les enfans, l'écoulement continuel d'une mucosité sortant des narines, le gonflement des oreilles et des glandes maxillaires, cette espèce de gale qui établit ordinairement son siége à la tête, et encore beaucoup d'autres maux semblables, à l'emmaillottement serré, c'est-à-dire à la gêne de la circulation des humeurs dans les vaisseaux de la peau, à la suppression de la transpiration, et à l'afflux des humeurs des autres parties du corps. D'autres inconvéniens se manifestent encore à la poitrine ; parce que le refoulement et l'accumulation du sang dans cette partie, empêchent la respiration, outre que l'application trop forte des bras contre les côtes, peut y causer des difformités (1). *Spiegel* (2) dit, que le marasme et la phthisie auxquels beaucoup d'Anglais sont sujets, proviennent du trop grand resserrement de la poitrine chez ceux qui en sont attaqués.

Il est hors de doute, que la liberté et l'action efficace des poumons dépendent de la dilatation convenable de la poitrine, et que c'est

______

(1) Voyez *Læseke*, à l'endroit cité, p. IV, pag. 185.

(2) *Voyez* son ouvrage (*de hum. corp. fabr.* l. 1, cap. IX.)

d'après cette bonne ou mauvaise dilatation,
que l'on peut augurer de la force et de la santé
du corps (1), du moins on voit survenir des
suites fort fâcheuses d'une dilatation non convenable, et de la suspension du développement
du corps (2). *Desessarz* (3) soutient que ceci
peut causer une affection asthmatique, qui
dure toute la vie ; qu'il se manifeste de plus
encore d'autres affections provenant du bas-
ventre, qui tirent leur cause d'une compression, qui se font connoître par un vomissement, attendu que le foie, qui est beaucoup
plus volumineux chez les enfans que chez les
adultes, comprime l'estomac, le retrécit et le
secoue, lorsqu'il entre dans un mouvement
spasmodique (4).

Si l'estomac est plein, il est sensible que la
grande courbure qui s'élève en avant, le gêne

(1) *Voyez* BOERHAAVE (*institution.* §. DCCCLXXXV).

(2) *Ballexerde* rapporte que les Turcs qui ne connois-
sent pas l'emmaillottement, ont les épaules fort larges
et la poitrine ample, ce qui les distingue des Grecs,
qui, par l'usage que l'on combat ici, rendent la poitrine
de leurs enfans étroite, et leurs épaules plus rappro-
chées. *Voyez* à l'endroit cité, pag. 118.

(3) *Voyez* l'endroit cité, pag. 96.

(4) Voyez *Ballexerde*, à l'endroit cité, pag. 48.

par cette pression dans ses fonctions, de manière qu'elle agit davantage sur l'aorte et la
veine-cave, située au-dessous, et qu'elle produit un obstacle très-dangereux dans la circulation. C'est ce qu'a très-bien remarqué
Juch (1), lorsqu'à l'ouverture d'un cadavre,
il trouva tous les intestins du bas-ventre adhé-
rens entr'eux, et les glandes du mésentère
endurcies et en suppuration: phénomène qu'il
attribue sans hésiter à l'emmaillottement trop
serré et trop long-temps continué. Il est facile
enfin de juger que la compression de la tête
par les bandes et par les bonnets, chez les enfans, et par les chapeaux étroits, chez les
adultes, doit avoir de même des suites fâcheuses; parce que le cerveau en est non-
seulement comprimé et arrêté dans son développement convenable, mais parce qu'elle
favorise encore, et accélère l'oblitération des
sutures sur les os du crâne (2), et il est si vrai
que l'action des muscles est plus active chez
les enfans qui n'ont pas été assujettis à l'emmaillottement trop compressif, qu'on les voit

____

(1) *Voyez* son ouvrage (*de usu et abusu involutionis
et fasc. infantum*).
(2) Voyez *Van-Swieten,* à l'endroit cité, pag. 666.

se tenir à merveille sur leurs jambes à la fin de l'année.

Quels bons effets pourroit-on attendre pour la nutrition et le développement du corps, lorsque les vaisseaux et même les os, qui devroient être dilatés et développés par la circulation uniforme du sang et par l'impulsion des sucs nourriciers, sont au contraire resserrés et arrêtés dans leur accroissement par l'emmaillottement trop serré, et qu'il en résulte des torsions et des courbures ?

C'est cependant par une suite de cet amour étrange, et peut-être aussi par l'amour d'un usage suivi, qu'une mère ne voit ni ne sent, qu'un enfant tourmenté par les bandes, ne peut mouvoir ses membres (1), qu'avec les plus grands efforts ; que ses os encore flexibles, sont courbés, faute de l'équilibre des muscles antagonistes, et que la compression de quelques vaisseaux étant enfin complète, une plus grande quantité d'humeurs afflue dans les autres vaisseaux, et produit nécessairement une nutrition inégale dans ces parties (2).

-----

(1) *Desessarz* attribue à cet effort la mauvaise conformation des os et des articulations, pag. 98.

(2) Voyez *Desessarz*, à l'endroit cité, pag. 96.

Winslow (1) attribue en quelque sorte, la courbure du tibia à cette mauvaise méthode d'emmaillotter, et *Fabrice de Hilden* (2) prouve par des observations, que l'enfant peut en devenir bossu. *Ruysch* (3) blâme avec énergie cette erreur, et sur-tout ces manies ridicules de l'Afrique, de l'Asie et de l'Amérique, qui sont devenues les folies de l'Europe, sage et policée. Les auteurs célèbres qui viennent d'être cités, ne sont pas les seuls qui condamnent l'usage de l'emmaillottement ; *Furstenau* (4) et d'autres affirment, que là où les enfans sont enveloppés dans des draps nullement serrés, où on les voit tout-à-fait abandonnés à la sagesse de la nature, leur corps prospère le mieux.

____

(1) Voyez (*Exposition. anatom.* tom. I, §. DCCLXXX). *Desessarz* tient aussi, pour une très-mauvaise habitude, celle de placer les pieds, de manière que les orteils regardent en dehors, et les talons en dedans, attitude qui est, selon lui, contre nature. Voyez *Brouzet*, à l'endroit cité, pag. 80.

(2) *Voyez* la 2me centurie de ses *observations*, obs. XCIX.

(3) *Voyez* l'endroit cité, *dec.* II, pag. 40.

(4) Voyez (*Bibl. de med. Ind.*) et la *Bibliothèque pratique* de HALLER, vol. VI, pag. 768 et 774.

Il s'ensuit donc, que l'on n'a jamais rien à craindre du relâchement des bandes, et *Van-Swieten* (1) rapporte, que voyant un enfant dont les membres ne pouvoient ni mouvoir, ni fléchir librement, il fit ôter à l'instant tout l'appareil, malgré que les femmes toujours difficiles à vaincre sur ce point, même avec les raisonnemens les plus solides, en murmurassent et se missent en colère.

Une chose qui ne doit point échapper à l'attention, c'est que les bandes, simplement relâchées, se resserrent lorsqu'elles sont mouillées, soit par l'urine, soit par les sueurs et par les excrémens, et qu'elles produisent dans ce cas là les mêmes suites sur l'enfant, qui le témoigne d'ailleurs par ses agitations et par ses cris. Car en général, le chanvre dont le linge est tissu, se retrécit dès qu'il est trempé (2). On a oublié enfin d'observer plus haut, que rien ne contrarie plus le développement des forces du corps, que l'inaction et la compression des muscles qui perdent par-là de plus en plus de leurs mouvemens et tombent dans l'inertie : c'est encore par l'inaction et la compression

______

(1) *Voyez* l'endroit cité, pag. 665.
(2) Voyez *Platner*, à l'endroit cité.

des muscles , que l'oreille n'est susceptible d'aucun mouvement (1).

L'attachement des parens augmentant à mesure que les enfans avancent en âge, ils ne s'occupent plus que des moyens de leur procurer ou de leur conserver une taille élégante. En conséquence, ils font ajuster sur leur poitrine un corps de baleine étroitement lacé tout le long de l'épine du dos, ce qui ne peut manquer de comprimer et de resserrer la poitrine et le bas – ventre. Ces corps cependant, pourvu qu'ils ne soient ni trop roides ni trop étroits, ont, il est vrai, un avantage, en ce qu'ils garantissent la poitrine et tous les os du tronc des violences extérieures, qu'ils les affermisent, et maintiennent les vertèbres foibles et cartilagineuses dans leur position naturelle, de manière que l'on peut (pour contenter et réjouir les femmes), lever et asseoir les enfans et les faire sautiller sur le bras, sans appréhension de leur causer quelque luxation ; il faut dire néanmoins que cette passion extravagante des parens pour donner une taille déliée à leurs enfans, va souvent au point de leur mettre des corsets trop roides et de les serrer jusqu'à la

____

(1) Voyez *Brouzet*, à l'endroit cité, pag. 76.

gêne, lorsque rien n'est plus dangereux pour
la santé, ni de plus désavantageux pour la
beauté du corps, qu'une compression forcée ;
et c'est, il faut en convenir, faire preuve de dé-
mence et de mauvais goût, que de tenter de
s'ériger en législateur sur la détermination des
choses qui constituent la beauté du corps, et de
prétendre regarder comme perfection dans une
jeune personne une taille large à la poitrine, et
tellement étranglée, resserrée vers le bas-ventre, qu'il devient quelquefois possible de l'em-
brasser avec les mains : mais cette prétendue
perfection est contestée par la nature elle-même;
puisqu'elle a formé la poitrine plus étroite en
haut, et plus large, plus évasée vers le bas,
et qu'elle a donné au bas-ventre une forme
bien ample dans des vues qu'on ne doit et qu'on
ne peut troubler ni déranger impunément, et
que c'est précisément à cause de ce resserrement et de cette compression qui devroit garantir la colonne vertébrale, que les muscles
du dos et de la poitrine deviennent par l'inaction dans laquelle ils sont assujettis, inertes et
pour ainsi dire paralytiques, de telle sorte
que les morceaux de peau qu'on applique pour
soutenir le tronc et pour le contraindre de ne
point se pencher en avant, deviennent inutiles

et forment au contraire une bosse (1) , et dans l'espoir d'y remédier , on a recours à un corset de baleine encore plus étroit ; mais aussi qu'en arrive-t-il ? le mal augmente chaque jour malgré toutes ces tentatives (2).

Ce défaut de mouvement peut étendre ses mauvais effets jusques sur les os, et arrêter leur développement convenable (3). Il est certain que les os très-mous et les épiphyses, et particulièrement les cartilages , ainsi que les ligamens, y sont tellement exposés , qu'il existe constamment un vice de conformation, quand les côtes exercent une trop grande pression sur les corps des vertèbres et sur leurs apophyses transverses , quand les apophyses épineuses, qui dès la naissance de l'enfant sont déjà saillantes, se trouvent arrêtées dans leur développement par la compression , quand les épiphyses sont distendues et écartées , et quand

---

(1) Voyez *Van-Swieten*, tom. III., pag. 354, *Desessarz* , à l'endroit cité , compte parmi les vices capitaux de conformation, le défaut d'action du muscle sacrolombaire.

(2) Voyez *Kruger*, à l'endroit cité , pag. 43.

(3) *Voyez* l'Avant-propos de Ludwig sur l'ouvrage de Nesbit (*Osteog.*), pag. 19.

lès cartilages enfin, qui revêtent (1) les facet-
tes articulaires des vertèbres et les petites têtes
des côtes, ont une mauvaise configuration ;
on peut encore ajouter que les vertèbres étant
poussées en dehors , elles se gonflent en
dedans, ou bien dans un autre endroit, que
le sternum même, presqu'en entier cartilagineux , fait saillie en avant et en haut, à cause
de la pression des côtes , tellement que sa partie supérieure, plus affermie par les premières
côtes, devient plus saillante, et sâ partie in-
férieure, faute de cette résistance, l'est beaucoup moins ; c'est ce que *Desessarz* (2) a
observé : bien plus encore, les côtes deviennent torses, perdent leur direction naturelle,
et attirent le plus souvent une difformité sur
le bassin des femmes : car le cartilage interver-
tebral de l'os sacrum et de la dernière vertèbre lombaire est repoussé en arrière ; les cartilages et les ligamens qui entourent les os inno-
minés, et le sacrum sont violentés à un tel point
par le thorax et les intestins, qu'ils descendent

---

(1) WINSLOW a observé ces vices de conformation
à l'ouverture dés cadavres. Voyez *Act. Acad. Reg.
Scient.* et le tom. III du *Magasin de Hambourg,* pag. 533.

(2) *Voyez* l'endroit cité, pag. 402.

jusqu'aux bords supérieurs des os des îles, qu'enfin par cette mobilité qui résulte du relâchement des ligamens et des cartilages, il survient une claudication ou une courbure de la colonne vertébrale à cause de l'inclinaison fréquente du tronc sur un côté, ou l'élévation plus marquée d'une épaule sur l'autre (1).

Ainsi, dans ces retrécissemens de la poitrine, les poumons se trouvant comprimés il devient impossible qu'ils exercent leurs fonctions, qu'ils préparent convenablement le chyle, le sang, ni aucune des autres humeurs ; ainsi les fonctions des poumons et celles des intestins du bas-ventre étant dérangées, les humeurs qui siègent dans les différens vaisseaux, ne sont qu'imparfaitement élaborées, et ne suffisent ni pour la nutrition, ni pour l'accroissement du corps, de sorte que lorsque la plus grande foiblesse devient évidente, que la décoloration des joues accompagnée de diverses maladies se manifeste, l'erreur grossière des femmes est complètement reconnue.

Van-Swieten (2) ne manque pas d'obser-

---

(1) *Voyez Platner*, à l'endroit cité, pag. 144.

(2) *Voyez* son ouvrage, tom. III, pag. 10.

ver que la disposition à la phthisie peut être la suite de cette violence contre la nature ; *Winslow* (1) et *Morgagni* (2) citent à cet égard différens vices des intestins du bas-ventre: aussi les observateurs ont-ils désigné comme suite de la compression (3) les vices des reins, la mauvaise conformation de l'estomac (4), l'hydropisie enkystée (5), le changement de place des intestins du bas-ventre (6), et leur adhérence (7), des dérangemens dans l'évacuation menstruelle (8) et une infinité d'autres maux.

C'est aussi, d'après des observations aussi solides, que sont fondés les autres préceptes sur

---

(1) *Voyez* plus haut, à l'endroit cité.

(2) *Voyez* son livre (*de sedibus et causis morborum*), ép. 38, n°. 55.

(3) *Voyez* le tom. xx du *Magasin de Hambourg*, pag. 16.

(4) Voyez *Nov. Act. phys. med.* tom. I, pag. 305.

(5) *Voyez* SLEVOIGT (*De infelici hydropis curatione*, et le tom. IV de la Bibliothèque-pratique de HALLER, pag. 303.)

(6) *Voyez* LUDWIG (*De causis præternatural. visc. sit.* pag. 4).

(7) *Voyez* STORCH (tom. VIII des maladies des femmes), pag. 107.

(8) *Voyez* LUDWIG (*Institution. clinic.*), §. CCCCIV.

(129)

l'habillement des enfans, afin que la compression que produit un vêtement étroit et serré à
un endroit quelconque du corps, n'empêche
pas la nutrition uniforme, ni l'accroissement
des parties, ou ne gêne pas le développement
de leurs forces, c'est d'après de semblables observations, que *Ballexerde* (1) rejette toute
espèce de vêtemens serrés ou étroits.

Ludwig (2) dit, que les cravattes et les corsets étroits, fournissent la cause prédisposante
au crachement de sang, et *Winslow* (3) al-
lègue que le trop grand serrement des cravattes
entretient les causes fréquentes des maux de
tête. Les anxiétés et l'oppression qui dérivent
d'un vêtement trop serré sur les personnes délicates, nous apprennent que le cœur souffre
de la violence et de la résistance par la com-

____

(1) *Voyez* à l'endroit cité, pag. 120 et 123. Gaubius éclaircit plusieurs de ces inconvéniens dans sa
Patholog. §. dxcii.

(2) *Voyez* son ouvrage (*Institution. clinic.*),
§. cccxxxvi.

(3) Voyez *Act. Acad. Reg. Scient.* (*an.* 1740). L'on
trouve encore d'excellentes choses sur cet objet dans
l'ouvrage d'Unzer (tom. ix, pag. 174), intitulé, *le
Médecin.*

I

(130)

pression d'un très - grand nombre de vaisseaux (1) et que les anxiétés cessent, lorsque le
vêtement est desserré. Les accidens à craindre
des jarretières qui doivent arrêter les bas et les
brodequins, demandent aussi que l'on ne s'en
serve qu'avec précaution, c'est-à-dire, qu'elles
ne doivent jamais être trop serrées. *Ballexerde*
(à l'endroit cité) recommande la même chose à
l'égard des souliers : car s'ils sont trop serrés ,
la pression (dit-il) qui s'exerce sur les parties,
les prive de la nourriture, empêche le développement, diminue la force, et porte même
préjudice à la forme du pied. Mais outre la
perte d'un joli pied dont les femme sont extrêmement jalouses , cette compression qui s'exerce sur les parties charnues, les rend calleuses,
et après avoir détruit le mouvement du tarse
et du métatarse (2) très-sensible chez les enfans,
elle y produit un tel affoiblissement, que ces
mêmes enfans ne peuvent ni marcher solide-
ment ni se tenir long-temps sur leurs jambes,
ni voyager à pied sans la plus grande difficulté :
aussi le beau-sexe qui croit toujours trancher

---

(1) *Voyez* le tom. ii de l'ouvrage cité de *Van-
Swieten* , pag. 296.

(2) Voyez *Winslow*, à l'endroit cité, §. DCCCLXXXVIII.

les inconvéniens en ayant recours aux expé-
diens artificiels, porte-t-il un talon fort haut
à son soulier, tandis que la nature lui a donné
un talon fort bas, et c'est précisément par-là,
qu'il change tout à fait l'état naturel du tarse,
dans lequel s'effectue le même dérangement,
qu'on remarque dans les vertèbres des bos-
sus (1): car, après que le tendon d'*Achille* et
les muscles extenseurs du pied se sont ra-
courcis, et que ceux qui fléchissent le pied sur
la jambe, se sont alongés, ils interceptent le
libre passage des humeurs dans les vaisseaux,
en diminuant leur force et leur élasticité (2).
Les autres règles importantes concernant l'habillement des enfans, entrent dans celles qui
appartiennent à la conduite qu'on doit tenir
relativement à la chaleur.

§. X V I I.

L'air, la chaleur et le froid ont une très-
grande influence sur la solidité et sur la durée
de la santé des enfans. On doit particulière-

---

(1) *Voyez* le même qui précède.
(2) *Winslow* traite supérieurement cet objet dans les
Mémoires de l'Académie des Sciences (*an*. 1740).

ment ici, mettre en considération l'action de la chaleur continuelle dans les chambres, et accompagnée pour l'ordinaire d'un air impur, à cause du grand nombre de personnes qui y couchent, des lits nombreux et du défaut de soupiraux, souvent négligés à dessein. Il ne faut pas mettre en doute, que l'action de cette chaleur continuelle ne produise une foiblesse également constante sur le corps, qu'elle n'entretienne le relâchement des parties solides, qu'elle ne trouble non seulement la transpiration uniforme des vaisseaux de la peau relâchée, souvent inondée par la sueur, et transpirant quelquefois à peine ; mais cette chaleur attire encore toute l'acrimonie à la surface de la peau, et la détruit par les éruptions exanthématiques qui s'y font constamment remarquer (1), et que les bonnes femmes s'efforcent de vouloir guérir, par la cause même du mal, c'est-à-dire par l'entretien de la chaleur : de manière qu'au moindre changement d'air, l'enfant se trouve indisposé.

En couvrant trop la tête des enfans, on produit une atonie dans les vaisseaux du crâne, soit internes, soit externes ; de plus, on occa-

______

(1) Voyez l'*Avant-propos* de PLATNER, pag. xviij.

sionne dans ces parties une accumulation d'hu—
meurs ; de-là, les yeux deviennent chassieux,
de-là naissent la teigne, la consomption, la
phthisie, et les tumeurs scrophuleuses au col ;
la foiblesse des poumons fait des progrès sui-
vis, elle favorise l'afflux plus considérable des
humeurs âcres, parce que l'air pur et libre, si
nécessaire à la production de la bonne qualité
du sang, manque. C'est aussi, ce que *Tissot* (1)
considère comme infiniment dangereux pour
les enfans, en disant qu'on doit même attribuer au défaut d'air libre et pur, la grande
mortalité des enfans. *Ballexerde* (2) trouve la
cause d'une respiration gênée, qui dure souvent pendant toute la vie, dans l'air impur et
méphitique qui a perdu toute son élasticité,
par l'effet des chauffrettes dont beaucoup de
femmes font usage.

Une infinité d'observations, qui devien-
droient superflues ici, apprennent qu'il peut
résulter, même pour les adultes, des accidens
fort graves de cet air impur, et que beaucoup
de maladies malignes en sont engendrées ;
aussi, ceux à qui les fureurs de *Junon* sont

---

(1) Voyez son *Avis au Peuple*, §. CCCLXXXV.
(2) *Voyez* l'endroit cité, pag. 70.

connues, et qui ne négligent pas les règles de l'art, placent-ils parmi les premiers préceptes, celui de ne pas garantir trop soigneusement les enfans de l'air libre. *Tissot* (1) et *Desessarz* (2) recommandent aux adultes de ne point trop se renfermer, ni trop se couvrir la tête à cause de l'air froid. *Kruger* (3) recommande de même de laisser aller les enfans pieds nus, et *Ballexerde* (4) veut qu'on leur coupe les cheveux, et qu'on leur lave souvent les pieds avec de l'eau froide.

Tous ces moyens fortifient petit à petit le corps des enfans, développent insensiblement les forces des vaisseaux et des intestins, forment leur estomac à une bonne digestion, entretiennent toutes les humeurs dans un bon état, éloignent les dérangemens de toutes les excrétions, et favorisent particulièrement la transpiration.

On ne pèche pas moins gravement contre les règles de la diète, en renfermant les enfans dans des lits mous et chauds, et en les privant,

---

(1) *Voyez* le passage qui vient d'être cité.
(2) *Voyez* l'endroit cité, pag. 351.
(3) Voyez (*Diæt*, pag. 45).
(4) *Voyez* l'endroit cité, pag. 124.

par cette mignardise, du libre et si salutaire accès de l'air extérieur ; en les couvrant de vêtemens épais et même fourrés, ce qui emprisonne l'atmosphère (qui circule entre la peau et les vêtemens), constamment humide et remplie d'exhalaisons animales, qui deviennent putrides par leur long séjour, vu qu'elles privent l'air de son élasticité. D'après ces dernières observations, on doit concevoir que tout le corps doit contracter de la foiblesse, que le moindre dérangement d'air lui devient en même temps insupportable, et qu'on ôte à l'enfant, ainsi maladif, tout espoir d'une longue vie.

Enfin, la conservation et la corroboration des enfans exigent non-seulement un air pur, mais elles exigent aussi une grande propreté du lit, du linge et des vêtemens (1) ; parce que les exhalaisons impures qui s'y invétèrent, font naître différentes maladies cutanées, vicient la peau, relâchent les parties solides du corps, corrompent par l'absorption de la matière âcre et impure, la qualité des humeurs, et occasionnent des obstacles dans la nutrition et dans la secrétion cutanée.

____

(1) Voyez *Ballexerde*, pag. 53 et 54.

La nature a donné, même aux animaux, l'instinct de la propreté ; car, la plupart nettoyent leurs petits et les lèchent fort soigneusement et fort souvent, et nous voyons quelquefois parmi les êtres raisonnables, une mère ou une nourrice négliger un devoir aussi précieux, puisque certaines d'entr'elles n'ont pas soin même de changer les linges mal-propres qui servent à l'emmaillottement des enfans.

F I N.

E R R A T A.

Pag. 13, note 3, *lisez* Monro.

19, ligne 5, *lisez* conséquence.

Id. note 2, *lisez* centurie *au lieu de* centaine.

56, note 1, ligne dernière, lisez *æstimatione.*

58, ligne 25, *lisez* alkaline.

103, ligne 19, *lisez* délicates.

TABLE DES MATIÈRES.

F I N   D E   L A   T A B L E.